国家社会科学基金项目
"我国青少年学生体质健康教育创新研究"
（12XTY004）

我国青少年学生体质健康教育创新研究

杜建军　李艳琴　著

西南大学出版社

SWUP　国家一级出版社 全国百佳图书出版单位

图书在版编目（CIP）数据

我国青少年学生体质健康教育创新研究 / 杜建军,
李艳琴著. 一 重庆 : 西南大学出版社, 2021.12
　　ISBN 978-7-5697-1027-4

　　Ⅰ.①我… Ⅱ.①杜… ②李… Ⅲ.①青少年—体质
—健康教育—研究—中国 Ⅳ.①R194.3

中国版本图书馆 CIP 数据核字（2021）第 164034 号

我国青少年学生体质健康教育创新研究
WOGUO QINGSHAONIAN XUESHENG TIZHI JIANKANG JIAOYU CHUANGXIN YANJIU

杜建军　李艳琴　著

责任编辑：符华婷　罗雪艳
责任校对：刘　玉
装帧设计：散点设计
排　　版：江礼群
出版发行：西南大学出版社（原西南师范大学出版社）
　　　　　地址：重庆市北碚区天生路 2 号
　　　　　邮编：400715
经　　销：全国新华书店
印　　刷：重庆邮政印务有限公司
幅面尺寸：185mm×260mm
印　　张：13
字　　数：263 千字
版　　次：2021 年 12 月　第 1 版
印　　次：2021 年 12 月　第 1 次印刷
书　　号：ISBN 978-7-5697-1027-4
定　　价：48.00 元

前　言 》

　　体质健康是青少年学生体魄强健、身心健康的源泉,体质健康是青少年学生成长与发展的载体,关系家庭幸福美满,关系民族传承发展,关系国家繁荣强大,对于青少年学生个体以及家庭、民族和国家而言意义重大。研究青少年学生体质健康以及体质健康教育创新,形成新型青少年学生体质健康教育理论以及治理体系,有效提升我国青少年学生的体质健康水平,具有重要的理论与现实意义。

　　青少年学生体质健康水平持续下降等现实问题拷问体质健康教育,党和政府高度重视青少年学生体质健康并密集发布系列政策,青少年学生体质健康教育研究意义重大,影响深远。国内外学者高度重视青少年学生体质健康教育问题,但理论创新与实践研究又亟须加强。青少年学生肥胖和部分身体素质下降等问题是体质健康教育改革与发展的现实起点,前期研究内容关注体质健康教育体系、体质健康监测等内容,体质健康教育研究呈现出从宏观向微观、从表面到深入的转变趋势。分析国内外体质健康教育与健康促进的研究成果,学界的研究具有一致性,体质健康教育是健康促进的重要途径,但是研究中定化、量化的研究和实证类研究及创新性研究相对不足。因此,本研究力图从以下三个方面实现突破:一是运用教育学、心理学、社会学、体育学等跨学科知识对青少年学生体质健康教育理论进行梳理、总结、分析与理论创新,建构具有中国特色的青少年学生体质健康教育理论体系;二是为了检验创新理论的正确性与科学性,对该理论进行实证验证,并根据实证结果对创新理论进一步完善和修订;三是为了使理论更好地指导和应用于青少年学生体质健康教育实践,对体质健康教育治理与实施策略提出具体建议。

　　本研究共分为八章。第一章,导论。主要提出青少年学生体质健康教育的研究背景与研究意义、国内外文献述评,明确拟采用的研究方法、研究内容和研究重难点,从而建立研究的基础,确定研究的思路与方法。第二章,青少年学生体质健康教育的理论基础。界定了健康、体质健康、体质健康教育等核心概念,分析了体质健康信念理论与体质健康教育、自我效能理论与体质健康教育、"知—信—行"理论与体质健康教育、体质健康教育与体育锻炼行为关系,建立了体质健康教育理论基础。

第三章,我国青少年学生体质健康教育现状调查。在确定青少年学生体质健康教育的调查目的与调查对象的基础上,设计了针对青少年学生、家长、体育教师的调查问卷,进行了全国范围的体质健康教育调研,分析了我国青少年学生体质健康教育的基本情况,明确了体质健康教育存在的问题,为后续研究建立了现实基础和问题导向。第四章,青少年学生锻炼行为促进模型构建。通过因子分析明确了青少年学生体质健康的影响因素,建立了青少年学生体育锻炼行为促进模型,形成了分析青少年学生体育锻炼行为以及体质健康教育干预策略的分析框架。第五章,青少年学生体质健康教育理论创新研究。在研究确定青少年学生体质健康教育的本质、目的和任务的基础上,建立了青少年学生体质健康教育之学习论、课程论、教学论和环境论,形成了相对系统的体质健康教育创新理论体系。第六章,青少年学生体质健康教育创新理论应用的个案实验研究。以贵阳市新天九年制学校为研究对象,开展了实验研究,根据创新理论和实验学校具体情况制定了专门的干预内容和策略,经过试验后对学生体质健康信念、自我效能、业余时间运动参与、身体形态、身体机能、身体素质等变化情况进行分析,从而进一步检验和完善青少年学生体质健康教育创新理论体系。第七章,青少年学生体质健康教育治理研究。根据前文研究结果提出了通过治理有效改变青少年学生体质健康教育的被动局面,提出了青少年学生体质健康教育治理内涵及意义,分析了青少年学生体质健康教育治理结构、运行机制、治理路径,并提出了青少年学生体质健康教育治理的基本对策。第八章,研究结论与展望。总结了本研究的结论、创新之处、不足之处和研究展望,并对青少年学生体质健康教育实施策略提出具体建议。

通过上述研究得出如下结论:(1)青少年学生体质健康教育是指为了达到体质健康的状态,而采取的系列相关教育促进措施的行动过程。体质健康教育的本质是有目的、有计划地通过促进个体体质健康的培养人的社会实践活动。青少年学生体质健康教育的目的是具有层次性、综合性的价值诉求系统。青少年学生体质健康教育的任务为塑造青少年学生身体形态、发展青少年学生身体机能、提升青少年学生身体素质、增强青少年学生运动能力、提高青少年学生心理健康水平、优化青少年学生适应环境能力。(2)全国青少年学生体质健康教育调查结果显示:对青少年学生体质健康教育的认知不足,体质健康教育工作有待深入开展,体质健康教育的校内保障有待加强,青少年学生体育活动参与情况不容乐观,青少年学生体质健康水平较差,体质健康教育的外部保障条件相对较弱。(3)青少年学生体质健康教育存在的问题突出,青少年学生体质健康教育管理体系滞后,青少年学生体质健康教育制度建设不力,青少年体质健康教育认知水平有待提升,学校体育工作有待全面强化,体育文化与体质健康教育结合不紧,体质健康教育中家庭支持力度不足,体质健康教育中社区体育亟待加强。(4)通过因子分析与验证发现,青少年学生锻炼行为受到三个层次、十个要素的综合影响。第一,三个层次表现在学校体育、家庭教育和社会环境,十个要素分别是体育教学、学校保障、制度安排、运动认知、家长影响、家庭支持、生活方式、社区体育、体育文化和社会舆论。第二,回归分析发现,学校体育、家庭教育、社会环境、体质健康信念、自我效能均对青少年学生锻炼行为具有正向预测作用。进一步比较发现,在锻炼行为影响因素三个方面,学校体育对青少年学生锻炼行为的预测能力最强,其次是家庭教育,最后是社会环境。第三,学校体育、家庭教育和社会环境对青少年学生锻炼行为的影响不仅具有直接效应,还可以通过体质健康信念和体质健康信念×自我效能产生中介效应,且中介效应量大于直接效应量。第四,对青少年学生锻炼行为进行干预,从宏观角度,应以社会环境为基础层、家庭教育为发展层、学校体育为创新层进行系统干预。从微观角度,应重视和强化青少年学生体质健康信念和自我效能教育。(5)形成了青少年学生体质健康教育的学习论、课程论、教学论和环境论。第一,学习论包括系统结构、内驱力、主体建构三个方面的内容。第二,课程论探讨了体质健康教育课程的学科基础、研究对象和构成要素。第三,教学论探讨了目的与手段、教授与学习、已知和未知等基本关系,其主要内容包括课程教学目标、教学模式、教学过程、教学主体、教学内容、教学原则和教学管理等。第四,环境论划分为课程教学环境和外部生态环境,课程教学环境分为自然环境和人文环境,外部生态环境包括学校环境、家庭环境、社区环境和社会环境。(6)以贵阳市新天九年制学校作为研究对象,进行了持续性的跟踪实验研究,结果显示:第一,实验干预后,实验班学生的体质健康信念和自我效能水平与对照班相比,有了显著提高。实验班学生业余时间运动参与的时间和频率较对照班相比也具有显著优势。第二,实验前后,实验班与对照班学生的体重和身高未产生显著变化,体重指数产生了显著的差异性。体质健康教育干预对身高和体重影响不显著。但对体重指数的影响显著,体质健康教育对学生身体形态的塑造具有一定的价值和作用。第三,体质健康教育干预对身体机能中的肺活量具有正向促进作用,实验班男生、女生肺活量都产生了显著的提高,但是体质健康教育干预对学生坐位体前屈成绩影响不显著。第四,实验后,实验班和对照班男生、女生50米跑成绩都有所提高,但两者都未产生显著的差异,说明体质健康教育干预对学生速度素质影响不明显。男生1000米跑成绩和女生800米跑成绩,在实验后产生了显著的提高,体质健康教育干预对学生耐力素质产生了正向影响作用。男生引体向上成绩和女生仰卧起坐成绩,在实验后都有了显著的提高,体质健康教育干预对力量素质产生了正向影响作用。(7)体质健康教育治理是在政府主导下,由政府机构、社会组织和公民个体等相关利益主体共同参与,协同处理青少年学生体质健康教育的公共事务,以保障青少年学生体质健康教育需求和提升青少年学生体质健康水平的持续性活动过程。青少年学生体质健康教育治理的特征为:政府主导、治理主体明确、治理方式科学、治理目标为善治、治理过程动态。治理结构包括治理主体结构、治理对象结构、治理方式结构等,治理结构不合理现象突出。青少年学生体质健康教育治理运行机制,自上而下、平行运行和自下而上多种治理运行形式共存,当前仍以自上而下治理运行方式为主,平行治理运行方式和自下而上运行治理方式有待加强。青少年学生体质健康教育治理路径,包括由管理向治理转变路径、治理体系形成路径和治理执行路径。根据上述研究结论,提出了如下实施策略:构建青少年学生体质健康教育治理体系,提升青少年学生体质健康教育治理能力,全面优化体质健康教育课程教学,大力提高青少年学生的认知水平,不断提升青少年学生体育活动参与程度,加强学校条件保障和制度安排,健全社区对青少年学生体质健康教育的支持机制,加强家庭对青少年学生体质健康教育的支持。

本研究的创新之处为:(1)形成了新型的体质健康教育分析框架。专门针对体质健康教育进行研究,突破了以往研究中关注宏观层次和微观层次而忽视中观层次的研究领域的不足,丰富、完善了体质健康教育理论体系的研究。(2)建立了青少年学生体育锻炼行为促进模型。通过实证方法建立了青少年学生体育锻炼行为促进模型,推动了前人研究所建立的健康促进、体质健康促进模型的具体化和深入化,并建立了健康促进和体质健康促进的下位基础性模型。(3)创新了体质健康教育理论。根据体质健康信念理论、"知—信—行"理论、自我效能理论和青少年学生体育锻炼行为促进模型等,结合体质健康教育实践,构建了体质健康教育之学习论、课程论、教学论和环境论,形成了具有体质健康教育特色的理论体系。(4)引入并建立了青少年学生体质健康教育治理体系。转变了以往研究只涉及青少年学生体质健康教育管理、体制和机制的研究窠臼,从新的视角引入治理理念及其理论体系,研究并构建了青少年学生体质健康教育治理体系,从根本上转变了青少年学生体质健康教育管理主体、运行机制不合理的问题,为形成新的青少年学生体质健康教育治理模式、治理结构、治理运行机制建立了坚实的基础。未来一个时期内,青少年学生体质健康以及体质健康教育将成为学者们关注的热点研究主题,青少年学生体质健康教育将呈现出全面系统化、综合化和实证化的研究趋势。

目　录
CONTENTS

第 1 章

导论

　　健康是生活、工作、休闲等基本生命活动的前提,体质健康是体魄强健、身心健康的源泉,体质健康承载着青少年学生的成长与发展。青少年学生是国家人力资源的基础、民族繁衍生息的根基。体质健康关系青少年学生个体健康成长,关系家庭幸福美满,关系民族传承发展,关系国家繁荣壮大,对于青少年学生个体以及家庭、民族和国家都具有重要意义。研究青少年学生体质健康以及体质健康教育创新,形成新型青少年学生体质健康教育理论以及治理模式与实施路径,能有效促进我国青少年学生体质健康水平的提升,是一项紧迫而又现实的课题。

1.1 研究背景与研究意义

时代的发展和社会的进步赋予了青少年学生体质健康教育研究的使命,研究青少年学生体质健康教育对于改善青少年学生体质、完善青少年学生体质健康教育理论和指导青少年学生体质健康教育实践具有重要意义。

● 1.1.1 研究背景

青少年学生体质健康教育创新研究源于现实问题严峻、社会广泛关注和政府高度重视的时代与社会背景。

(1)现实问题严峻

青少年学生体质健康评判的标准较多,但《国家学生体质健康标准》测试结果无疑是最直接的反映指标。自1985年以来,每隔5年左右我国就进行一次大规模的国民体质监测,从监测结果分析,近30多年来我国青少年学生体质健康水平呈现整体下滑趋势。从总体情况分析,学生爆发力、速度、力量、耐力、灵敏和柔韧等身体素质指标持续下降,2010年开始部分身体指标(如肺活量)出现好转,2014年中小学生部分身体素质出现了稳中向好的趋势,但是近视率偏高、肥胖率居高不下等问题仍然严峻。①体质健康水平偏低和体质健康指标下滑两大问题成为青少年学生健康成长的重要制约因素。现实问题拷问青少年学生体质健康教育,而体质健康教育的滞后是青少年学生体质健康问题形成的关键原因。

(2)社会广泛关注

青少年学生体质健康意义重大,影响深远,社会各界对青少年学生体质健康广泛关注。全国政协、北京市政协、江苏省政协、山东省政协等政协委员关注青少年学生体质健康问题,开展了不同层次体质健康调研,提出了系列改进青少年学生体质健康的政协提案。2006年,钟南山先生联合15位院士给党中央写信反映学生体质下降问题,认为青少年学生体质关系民族发展,当前青少年学生体质健康状况令人担忧,胡锦涛总书记针对来信做了专门重要指示。后期作为人大代表的钟南山院士,又提出了"对《中共中央国务院关于加强青少年学生体育增强青少年学生体质的

---

① 中国学生体质与健康研究组.2014年中国学生体质与健康调研报告[M].北京:高等教育出版社,2014.

意见》执行情况向国务院的质询案",建议强制促进青少年学生体质健康。体育学、社会学、教育学等领域的专家、学者,普遍关注学生体质健康问题,研究青少年学生体质健康促进成果大量涌现。此外,人民日报、光明日报、中国教育报、中国体育报等各类媒体大量刊文关注学生体质下降问题。国防、卫生等领域的人士,也纷纷关注青少年学生体质问题,并在各自的领域中做出了大量的努力。社会各界广泛关注青少年学生体质健康,通过体质健康教育改进青少年学生体质健康水平的使命愈发重要。

(3)政府高度重视,政策密集颁布

党和国家领导人一贯重视和关切青少年学生体质健康教育工作。毛泽东同志在《体育之研究》一文中,就为青少年学生体质健康教育工作指明了方向——欲图体育之效,非动其主观,促其对体育之自觉不可,并在新中国成立之初提出了沿用至今的"健康第一"的教育方针。[①]邓小平、江泽民、胡锦涛同志也极为关注青少年学生的体质健康问题,对青少年学生体质健康教育工作做过很多重要批示。党的十八大以来,以习近平同志为核心的党中央将青少年学生体质健康提升到更为显著的位置,习近平同志个人也在各种公开场合表达了自己对足球运动的热爱,很好地推动和促进了"校园足球"的广泛开展,为青少年学生实现"中国梦"奠定坚实的体质基础。

为了使党和国家领导人的重要指示和批示精神落到实处,中央人民政府相关职能部门积极行动起来,通过立法和制定政策、文件等形式,将青少年学生体质健康教育工作列入国家顶层政策设计的序列(详见表1-1)。

表1-1 近30年我国主要青少年学生体质健康教育促进政策及法律法规一览表

序号	政策(法律法规)名称	颁布主体	颁布时间	作用及意义
1	《学校体育工作条例》	原国家教育委员会等	1990年3月	作为指引学校体育工作的最高行政条例,是评价学校体育工作的法律依据,象征着我国体质健康教育政策在法制化进程中迈出了重要的一步。
2	《中华人民共和国体育法》	全国人民代表大会常务委员会	1995年8月	具有里程碑意义,象征着我国体质健康教育事业已步入法治化治理的轨道。
3	《关于深化教育改革,全面推进素质教育的决定》	中共中央、国务院	1999年6月	素质教育的理念得以进一步明确,学校体育成为促进学生全面发展和健康成长的重要手段。

---

① 崔乐泉.中国近代体育史话[M].北京:中华书局,1998:72-74.

续表

序号	政策(法律法规)名称	颁布主体	颁布时间	作用及意义
4	《关于基础教育改革与发展的决定》	国务院	2001年5月	进一步指出,学校体育工作要贯彻'健康第一'的思想,增加体育课以及保证学生每天一小时的体育锻炼。
5	《关于加强青少年体育增强青少年体质的意见》	中共中央、国务院	2007年5月	中共中央对学校体育发展与改革的最高政策指导方略,也是今后做好青少年学生体质健康教育工作的行动指南。
6	《国家中长期教育改革和发展规划纲要(2010—2020年)》	中共中央、国务院	2010年5月	进一步强调了全面发展、加强体育、促进学生身心健康的政策方针。
7	《关于进一步加强学校体育工作的若干意见》	教育部等部门	2012年10月	对《关于加强青少年学生体育增强青少年体质的意见》和《国家中长期教育改革和发展规划纲要(2010—2020年)》进行贯彻落实。
8	《中共中央关于全面深化改革若干重大问题的决定》	中国共产党第十八届中央委员会	2013年11月	从学校体育改革与发展的战略高度,发起了全党重视并做好学校体育工作的总号召。
9	《关于强化学校体育促进学生身心健康全面发展的意见》	国务院办公厅	2016年4月	提出了学校体育较为明确的工作目标,更具操作性的执行举措。
10	《"健康中国2030"规划纲要》	中共中央、国务院	2016年10月	对学校体育工作提出了更高、更新的要求,指出要加大青少年学生体质健康促进的力度,切实提高青少年学生的健康素养。

2007年,中共中央、国务院发布《关于加强青少年学生体育增强青少年体质的意见》,专门提出了加强青少年学生体育和改进青少年学生体质健康的政策措施;2012年,教育部、国家发展改革委、财政部、国家体育总局等部门印发《关于进一步加强学校体育工作的若干意见》,从学校体育的角度提出了青少年学生体育工作的要求;2014年10月20日,国务院印发《关于加快发展体育产业促进体育消费的若干意见》,明确指出将全民健身上升为国家战略[①],而青少年学生是全民健身的重点人群,大力促进青少年学生体质健康成为全民健身国家战略的重要内容之一。2016年,国务院办公厅印发了教育《关于强化学校体育促进学生身心健康全面发展的意见》,加强学

---

① 国务院.关于加快发展体育产业促进体育消费的若干意见[EB/OL].(2014-10-20)[2016-10-18].http://www.gov.cn/zhengce/content/2014-10/20/content_9152.htm.

校体育课程和课外体育活动,促进青少年学生全面发展和健康成长。2016年10月25日,中共中央、国务院印发了《"健康中国2030"规划纲要》,要求加强健康教育,普及健康生活,遵循健康优先原则,突出解决好妇女儿童、老年人等重点人群的健康问题。①青少年学生是"健康中国"建设的基础所在,开展青少年学生体质健康教育是促进健康中国建设的重要措施。党和政府高度重视青少年学生体质健康,系列政策密集发布,对新时期青少年学生体质健康教育工作提出了更高、更新的要求。

青少年学生体质下降的问题事关重大,而造成学生体质下降的原因众多,但体质健康教育不足和滞后无疑是关键原因。青少年学生体质健康教育创新成为摆在学校体育、学校教育面前的重要任务,为此,本书围绕学生体质健康问题展开,探讨青少年学生体质健康教育及其创新,以期有效促进青少年学生体质健康水平的提升。

• 1.1.2 问题提出

学校体育课程一直是学校教育的重要组成部分,是培养德、智、体、美、劳等全面发展人才的重要途径。新中国成立以来特别是改革开放后,我国学校体育发展取得了显著的成效,但是近年来青少年学生体质下降的现实又不容回避,以学校体育为主的青少年学生体质健康教育体系负有不可推卸的责任。青少年学生体质健康教育构成要素有哪些?体质健康教育实施现状如何?体质健康教育是否能满足学生及其教育的要求?体质健康教育创新是否应提上日程?新的青少年学生体育管理体制、机制应如何建立?对上述系列问题的思考,形成了本研究的主题。为此,本研究沿着"体质下降—关键原因—体质教育—教育创新—干预实验—治理应对"的主线,进行我国青少年学生体质健康教育创新研究,分析青少年学生体质健康教育创新理论,通过数据、实验进行实证分析,最终提出青少年学生体质健康教育的治理模式和策略。

• 1.1.3 研究意义

本研究的意义主要包括以下三个方面:

---

① 中共中央 国务院印发《"健康中国2030"规划纲要》[EB/OL].(2016-10-25)[2016-10-18]. http://www.gov.cn/gongbao/2016-11/20/content_5133024.htm.

（1）青少年学生体质健康教育研究的社会意义

据2014年最新的学生体质健康监测结果显示,我国青少年学生(7至18岁的在校中小学生)的体质健康状况仍然面临着严峻的挑战(学生近视率居高不下且呈低龄化发展、中小学生超重和肥胖率不断增长、多种慢性病低龄化趋势增强等问题)。这一现象受到了社会各界的广泛关注,媒体在争论,学者在反思,行政管理部门也在研究。因此,在这一时代背景和现实危机挑战下,研究青少年学生体质健康教育问题具有较大的社会意义。

（2）青少年学生体质健康教育研究的理论意义

本课题研究将从理论的高度重新审视我国青少年学生的体质健康教育,建构具有中国特色的、系统科学的学生体质健康教育理论体系,这对于促进体育科学研究方法体系的创新,有效地推动体育学跨学科建设,逐渐形成青少年学生体质健康教育研究系统并为其提供崭新的理论基础,具有较大的理论意义。

（3）青少年学生体质健康教育研究的实践意义

本课题在理论创新的基础上,构建和设计了青少年学生体质健康教育治理体系和实施策略系统,该系统的成功研制将有利于促进青少年学生健康生活方式与行为方式的养成和终身体育意识、知识、能力的培养,对于深化青少年学生体质健康教育改革,提升青少年学生体质健康教育质量都具有重要的实践指导意义。

1.2 文献述评

20世纪70年代以来,美国、日本等国家非常重视对青少年学生体质健康问题的研究。第二次世界大战后,日本政府曾把"振兴国民的健康"作为他们"复兴国家"的主要措施之一,他们认为国民体质的强弱是整个民族和国家兴衰的一个重要标志,日本政府现在已经制定了一套完善的体质测试标准、测试制度以及管理体系,在很大程度上促进了国民特别是青少年学生体质的增强,为日本民族的繁荣和国家的富强做出了积极的贡献。[1]美国也是比较重视青少年学生体质健康的国家之一,同时

---

[1] 豆丁网.21世纪社会变迁对中、日、韩三国青少年学生体质影响的比较分析[EB/OL]. http://www.docin.com/p-428663467.html.2012-06-24.

也是开展体质测试最早的国家。1965年,美国在体育教育领域首次提出了身体健康素质的概念后,通过大量的理论研究和实践检验,1995年美国颁布了国家健康教育标准,该标准规定学生通过课程学习,必须达到全国统一的7条健康教育标准,并在2000年的"健康国家"指标中,把重点放在青少年学生的日常体育活动上,目的就在于提高青少年学生体质健康水平。[①]

在我国,随着党和政府以及社会各界对于青少年学生体质健康工作的重视程度不断提高,对青少年学生体质健康问题的研究就成了当前学校体育科学研究领域的一大热点。从相关资料检索和文献调研情况来看,到目前为止,国内关于青少年学生体质与健康的研究较多,关于青少年学生体质健康监测的研究也较为普遍,但关于青少年学生体质健康教育的研究较少,系统性的研究更是凤毛麟角。相关研究主要体现在以下几个方面:

● 1.2.1 青少年学生体质健康教育现状研究

现状是分析问题、研究规律的起点,青少年学生体质健康教育的现状历来是学者们研究的热点和逻辑的起点。

国内青少年学生体质健康教育现状研究。国内青少年学生体质健康教育现状研究,呈现出从宏观向微观转变和从表面向深入转变的趋势。第一,宏观现状研究是前期研究的主题。自建立学生体质健康监测制度,学者们以学生体质健康数据为依据进行了横向分析和纵向对比等系列研究,由此引发的全国性学生体质健康教育的宏观研究内容较多,对学生体质健康教育现状进行了总结和分析:学生体质健康教育理念未形成、重视体质健康而认识不足的问题普遍存在、体质健康教育课程不完善、体育课程质量较低、课外活动开展不足、体质监测结果不如人意、体质监测实施存在问题、体育场地设施配置不足、体育师资队伍建设有待加强、体育专项经费保障不力等。[②]众多宏观现状研究结论趋同化,现状研究深度有待加强。第二,微观现状研究逐渐得到重视。以不同区域、学段甚至某个单位学生体质健康教育为对象的研究逐渐增多,如王希海对滨州市中学生体质健康教育现状进行了研究:重体质轻健康教学模式导致健康教育不足、体育课程与课外体育活动质量不高、体质健康教育途径有待拓宽、体质监测形式化严重。[③]薛原、周睿采用问卷调查、访谈、座谈等方

---

① 冯霞.青少年体质健康教育研究[J].中国青年政治学院学报,2006(4):1-5.
② 宋秀丽,肖林鹏.我国学生体质健康教育现状分析[J].体育文化导刊,2012(5):103-106.
③ 王希海.滨州市中学生体质健康教育现状研究[J].当代体育科技,2012(13):70,72.

法,分析了上海市中学生体质健康教育现状,研究发现,上海市中学生体质健康教育非常重视体育考试项目的教学,对于中学生的体育兴趣培养重视不足,中学生在体育课上很少有机会选择自己喜欢的运动项目进行学习和锻炼。[1]何荣华、刘会宾从社区对中学生体质健康教育的作用和支持程度的研究视角,分析了江西省赣州市章贡区社区中学生体质健康教育的开展现状,结果显示社区开展中学生体质健康教育的局限性主要包括:现行教育体制的束缚、社区场地器材的有限性、社区体育锻炼的安全隐患、社区领导体质健康意识与居民生活水平。[2]虽然学生体质健康教育微观现状的研究增多,但是问题同样明显,分析已有研究的结论,未能体现出局部微观研究的特征。第三,青少年学生体质健康的宏观研究和微观研究主要停留在教育理念、教育体系和教育保障条件的现实问题及其原因分析层面,导致研究成果所提出的结论和建议缺乏新意;因此,部分学者开始借助泛教育理论、生命化教育理论深入分析青少年学生体质健康教育的现状,如杨贵仁从政府、学校、家庭、社区、传媒五个责任主体以及泛教育方法学体系等新的角度分析学生体质健康教育现状。[3]新型理论视角的引入促进了学生体质健康教育现状研究的深入化发展,对学生体质健康教育理念、体系、方法、评价、保障等现状的研究更加透彻。

国外青少年学生体质健康教育现状的理论研究与实践成果丰富[4][5]。第一,从发达国家学生体质健康分析,美国采用体适能标准(包括有氧能力、身体成分、腹部力量、躯干伸展力量、上肢力量和柔韧性6个指标[6])测试学生体质健康状况,美国学生体质达标率较低、肥胖率较高(如2007年测试结果显示14%的12~19岁青少年学生超重)、有氧能力偏低。[7]英国、德国、法国等欧洲国家采用"学生体质健康统一测试标准"(指标包括肌肉力量与耐力、身体柔韧性和平衡能力、心肺功能、身体成分和形态[8])监测青少年学生体质,结果显示近年来青少年学生心肺功能呈下降趋势。日本学生体质测试采用"学生运动能力测验实施方案"(主要测试项目包括50米跑、投

① 薛原,周睿.中学生体质健康教育现状调查[J].南京体育学院学报(自然科学版),2011,10(2):4-6.

② 何荣华,刘会宾.学生体质健康教育现状的调查与研究——以江西省赣州章贡区社区为例[J].青少年体育,2016(10):119-120.

③ 杨贵仁.学生体质健康泛教育论[D].福建师范大学,2005:31-50.

④ Herge W M, La G A M, Chan S F. Adolescent Peer Victimization and Physical Health Problems[J]. Journal of Pediatric Psychology, 2016, 41(1):15-27.

⑤ Hale D R, Bevilacqua L, Viner R M. Adolescent Health and Adult Education and Employment: A Systematic Review[J]. Pediatrics, 2015, 136(1):128-140.

⑥ 何仲凯.体质与健康关系的理论与实证研究[D].北京体育大学,2001:5.

⑦ 杨贵仁.学生体质健康泛教育论[D].福建师范大学,2005:33-60.

⑧ 于可红,母顺碧.中国、美国、日本体质研究比较[J].体育科学,2004(7):51-54.

掷),近20年日本学生运动能力下降趋势明显。①第二,从发达国家体育健康教育体系分析,各国根据自身情况选择将体质教育与健康教育综合或者独立设置,或者综合设置,如美国各州中32个州选择独立设置体育和健康课程,10个州设置了综合性体育与健康课程②;英国、德国和法国分别设置了独立的体育课程和健康教育课程,而澳大利亚、日本设立综合性的体育与健康课程;中国也属于综合性设置体育与健康课程的国家。③

从国内外青少年学生体质健康教育现状研究分析,体质健康教育是各国重要教育内容之一,学生肥胖和部分身体素质下降等问题是体质健康教育改革与发展的逻辑起点,前期研究内容关注体质健康教育体系、体质健康监测等内容,体质健康教育现状研究呈现出从宏观向微观、从表面到深入的转变趋势。

• 1.2.2 青少年学生体质健康教育影响因素研究

国内外学者研究青少年学生体质健康教育影响因素的过程形成了三个角度,即从体质健康水平下降的原因分析、从学校体育发展影响因素分析、从体质健康教育影响因素直接分析。①学生体质健康水平下降的角度。学生体质健康水平下降的原因分为直接原因和综合原因,导致学生体质健康水平下降的直接原因是运动不足和课业负担过重,社会、学校、家庭和学生等的综合作用是影响体质健康的根本原因④。②学校体育发展的角度。学校体育发展首要的影响因素是学校体育评价体系(其中缺乏学生体质健康指标),其次是学校体育保障条件,最后是社会文化的影响(对人的全面发展认识不足)。⑤③体质健康教育影响因素。部分学者直接以学生体质健康教育影响因素为题进行了相关研究,研究认为学生体质健康教育的影响因素包括主观原因和客观原因两个方面,客观原因为教育理念、监督机制、体育教学内容、体育教学评价和保障条件,主观原因是健康意识、运动参与情况、体质测试影

---

① 姜志明,周涛.中国与发达国家学校体质健康教育比较[J].沈阳体育学院学报,2014(5):110-114.

② 陶丹.青少年体质健康与学校体育课程改革思辨[J].体育科技文献通报,2016,24(2):81-81.

③ 姜志明,周涛.中国与发达国家学校体质健康教育比较[J].沈阳体育学院学报,2014(5):110-114.

④ 刘海元.学生体质健康水平下降原因及解决对策[J].体育学刊,2008,15(1):67-71.

⑤ 王登峰.学校体育的困局与破局——在天津市学校体育工作会议上的报告[J].天津体育学院学报,2013,28(1):1-7.

响。①分析美国、德国、瑞典、日本和澳大利亚等国学者对学生体质健康教育影响因素以及探讨青少年学生体育活动与体质健康促进等方面的研究，主要将学生体质健康教育影响因素归结为：体质健康教育模式、管理体制、教育内容和测试标准②，同时，认为该国政治、经济、社会、文化等多方面因素共同作用于青少年学生体质健康教育。③从不同的角度分析，青少年学生体质健康影响因素各不相同，但核心影响要素基本明确为教育模式、管理体制、教育内容、政策、法规。

● 1.2.3 青少年学生体质健康教育模式研究

体质健康教育模式是以素质教育理念为引导，系统地对体质健康教育指导思想、发展目标、活动内容、保障条件等要素进行有序安排的教育范式④，国内外青少年学生体质健康教育模式的研究主要围绕体质健康教育要素的优化组织和最优结构展开。⑤⑥我国体质健康教育模式为"三级体系"，即由国家课程、地方课程和校本课程构成，研究过程中，学者们主要围绕每一级课程安排以及三者之间的相互衔接展开，同时又有关注到了分项的教育模式，如王军凤等将青少年学生体质健康教育模式分为宣传教育模式、健康咨询模式、理论课程模式、实践课程模式、课外活动模式、体育竞赛模式、体育社团模式、体育俱乐部模式、运动训练模式等，并逐一探讨了每一模式的主要构成内容⑦。美国体质健康教育模式是以各个州为主体形成教育模式，该教育模式注重发挥各州的主动性，围绕体适能提升设计教育内容（实施最佳体

---

① 张锦.大学生体质健康教育影响因素的分析[J].右江民族医学院学报，2016，38（3）：345-347.

② Ayers S F, Martinez R D. Implementing Physical Best in Higher Education Courses [J]. Journal of Physical Education, Recreation & Dance, 2007, 78（7）: 33-50.

③ 姜志明，周涛.中国与发达国家学校体质健康教育比较[J].沈阳体育学院学报，2014，33（5）：110-114.

④ 查有梁.教育建模（修订版）[M].南宁：广西教育出版社，2003：36-41.

⑤ Ferro M A. Mediated Moderation of the Relation Between Maternal and Adolescent Depressive Symptoms: Role of Adolescent Physical Health [J]. Social Psychiatry & Psychiatric Epidemiology, 2015, 50（11）: 1743-1751.

⑥ Demetriou Y, Gillison F, McKenzie T L. After-School Physical Activity Interventions on Child and Adolescent Physical Activity and Health: A Review of Reviews [J]. Advances in Physical Education, 2017, 7（2）: 191-215.

⑦ 王军凤，王素平，高玲娣.学校体质健康教育模式与方法探讨[J].体育科技文献通报，2009，17（12）：56-57.

适能教育计划),提倡竞技体育和教育内容的终身化[1]。德国体质健康教育也是以州为主的模式,教育模式内容形成了四个领域,分别为:运动教育、健康教育、集体教育、环境适应教育[2]。英国和日本都设立全国的体质健康教育标准或教学大纲,形成统一的教育规范,英国注重体质健康教育的知识、技能与理解应用,日本以体能为主促进学生体质健康水平提升[3]。体质健康教育模式的选择,因国情不同、理念差别、目标的差异而不同,最终,体育健康教育模式应形成适应国情、体现体质健康教育规律的范式。

● 1.2.4 青少年学生体质健康教育路径研究

医学领域对健康教育路径进行了大量研究,认为健康教育路径视为预防某一类疾病而制定的有步骤、有计划的健康教育内容目录[4]。青少年学生体质健康教育路径是以促进青少年学生体质健康水平提升为目标,围绕青少年学生个体形成的体质健康促进方法和途径的教育体系。国外青少年学生体质健康教育路径选择各国独具特色,美国以体适能教育为主发展青少年学生健康教育,另外,也形成了竞技体育、社会体育和学校体育有机互动的良性发展体系。[5]英国以竞技体育为主要教育内容,除了大量的竞技运动项目外,还增加了与生活密切相关的体育运动项目。日本将体育和保健课程有机结合,形成了系统的体质健康教育体系。国内学者围绕健康教育路径在医学领域进行了大量研究,如健康教育路径对高血压、脑卒中、糖尿病等疾病患者的内容、作用和影响等进行研究。而对体质健康教育路径的研究内容相对缺乏,但是围绕促进体质健康教育路径进行研究的学者们也形成了不同的见解,如马光林提出了以体育教学为主要手段、以体育课程为依托、以体育组织建设为阵地、以家庭体育为主导的体质健康教育路径[6],章建成等在《青少年学生体质健康教

① 张建华,殷恒婵,钱铭佳,等.美国最佳体适能教育计划及其对我国体育课程改革的启示[J].体育与科学,2001,22(1):68-70.

② 薄全锋,秦苏.赴德国学校体育考察报告[J].中国学校体育,2000(1):65-67.

③ 张建华,杨铁黎,殷恒婵.21世纪国际体育教学的发展趋势——美、日、英、中四国比较研究[J].体育文化导刊,2001(6):46-48.

④ 于红静,黄国莹,吕慕虹.健康教育路径对高血压患者健康生活方式的影响[J].广东医学,2011,32(13):1781-1783.

⑤ Bhatnagar V, Mahajani K. Physical Fitness and Health Status of Adolescent Girls in Relation to Socio-Economic Background[J]. International Journal of Physical Education,2014,7(1):12-18.

⑥ 马光林.基于生命哲学视角下我国青少年学生体育体质健康教育的现实困境与路径选择[J].知识经济,2016(17):153-154.

育干预方案》中提出的学校、家庭和社区"三位一体"的青少年学生体育健康教育干预模式①，靳璇②研究指出树立健康理念科学引导、家庭学校联动提供保障、将体质健康理念和知识转化成行动，杨贵仁在其博士论文中提出了政府、学校、家庭、社会和传媒"五位一体"的体质健康教育路径③。对比分析国内外体质健康教育路径的研究，国外已经相对成型，并且发达国家构建了具有本国历史文化特色的体质健康教育路径，我国体质健康教育路径的研究相对分散，并未形成统一的见解和认识，也充分说明在体质健康教育实践中，我国学校体育的路径有待明晰。

● 1.2.5 青少年学生体质健康教育对策研究

对策研究是完善青少年学生体质健康教育体系和提升青少年学生体质健康教育水平的策略性研究，青少年学生体质健康教育对策向来是研究的重点和热点内容。国内青少年学生体质健康教育对策多针对不同青少年学生群体提出：对于少年儿童群体，王旭光等提出了少年儿童体质健康教育的对策，指出保障体育课时、加强体育考试管理、完善体质健康教育督导与评价体系、丰富体质健康教育课程、加强师资队伍等条件保障、强化体质健康档案建设、加强家长与社区体质健康教育④；对于中学生群体，李德胜等研究提出建立科学的制度和措施、培养学生意识与习惯、开足开好体育课程、加强体育教学课外活动和体育成绩的评价、完善体质监测中心建设、加强健康教育心理咨询与医务监督⑤。从国外青少年学生体质健康教育的对策研究成果分析，各国重视通过公共政策促进青少年学生体质健康教育工作⑥。美国设立美国健康、运动与营养总统委员会，定期发布《总统青少年学生健身计划》，指导青少年学生体质健康工作，并且通过专业科研机构（如库珀学院等体质健康研究组织），为青少年学生提供科学体质健康监测标准以及锻炼建议、健身指导等。英国通过多项公共政策，引导学校与校外体育俱乐部合作加强学生体质健康教育，充分发挥了

---

① 章建成,任杰,舒盛芳.青少年体质健康教育干预方案[M].上海:复旦大学出版社,2013:1-3.

② 靳璇.小学生体质健康教育的现状和提高措施[J].实用医技杂志, 2008 , 15 (33) : 4912-4914.

③ 杨贵仁.学生体质健康泛教育论[D].福建师范大学,2005:22-50.

④ 王旭光,覃健,王洋,等.提高天津市青少年学生儿童体质健康的健康教育对策研究[J].运动,2012(18):38-39,50.

⑤ 李德胜,胡振晖.我国中学生体质健康教育的对策[J].湖北体育科技, 2009 , 28 (1) : 16-17.

⑥ 张瑞林.绘制青少年学生体育发展蓝图——写在《中国青少年学生体育振兴规划》研制之际[J].吉林体育学院学报 , 2013 , 29 (1) : 1-7.

学校的组织作用和校外体育俱乐部的专业优势。德国通过体育俱乐部提升学生体质健康教育水平,俱乐部成为学生体质健康教育的重要阵地。

● 1.2.6　青少年学生体质健康教育与健康促进研究

　　健康促进是通过体育、卫生、医疗等相关手段提升个体或群体健康素质和健康水平的实施过程。体质健康教育是健康促进的有效手段,国内外学者们围绕体质健康教育与健康促进的关系以及体质健康教育如何有效促进健康开展研究并取得了丰硕的研究成果。健康促进是医学、卫生学、体育学等众多学科领域关注的焦点,健康促进的手段包括合理营养、健康饮食、卫生、体育运动、健康生活方式、健康生活理念、健康教育等众多内容,学者们通过实验、对比、数据统计等实证手段验证了健康促进手段的科学性和合理性。体质健康是健康的组成部分,体质健康也是健康促进的基础和手段,体质健康与身体健康、心理健康和社会适应能力等其他健康领域有很大关系,学者们对体质健康的重要作用一致认同。体质健康形成和促进的手段包括先天条件和后天条件,先天条件源于遗传、基因等因素,后天条件源于体质健康教育、体质健康锻炼行为等。国内外主要研究成果显示,学校教育、家庭教育和社区教育是促进学生体质健康的主要途径,宋学岷等以辽宁地区为例构建的学校—家庭—社区健康促进模型显示出了较高的结构效度,具体到学生体质健康影响因素为:家庭支持、家长指导、学校支持、课堂教育、体育认知、社区组织活动和宣传影响[1];郑华等围绕城镇和乡村高中体育教学对学生体质健康促进的影响进行了研究,调查问卷结果显示学生体质健康水平与学校体质健康教育以及体育教学关系密切,同时体质健康教育应注重学校体育环境塑造与学生体育习惯养成[2];体育教育与健康教育密不可分,一定意义上学校体育是"预防医学",学校体育既是体质健康教育的组成部分,又是体质健康教育的推进手段[3]。分析国内外体质健康教育与健康促进的研究成果,学界的研究具有一致性,体质健康教育是健康促进的重要途径,但是研究中定量化的研究和实证类研究相对不足,创新性研究严重缺乏。

---

　　[1] 宋学岷,赫秋菊,张绍礼.健康促进视域下青少年体质健康教育模式的构建[J].沈阳体育学院学报,2013,32(3):137-138.

　　[2] 郑华,李淑芳,吴永存.城乡高中体育教学在学生体质健康教育中的作用与局限[J].南京体育学院学报(社会科学版),2005,19(5):124-126.

　　[3] 傅晓,蔡银香.论学校体育与体质健康教育[J].甘肃高师学报,2008,13(5):101-103.

● 1.2.7 相关研究现状评价

综上所述,第一,青少年学生体质健康现状研究是热点研究领域,体质健康教育是各国重要教育内容之一,学生肥胖和部分身体素质下降等问题是体质健康教育改革与发展的逻辑起点,前期研究内容关注体质健康教育体系、体质健康监测等内容,体质健康教育现状研究呈现出从宏观向微观、从表面到深入的转变趋势。第二,研究青少年学生体质健康教育影响因素的视角包括三个:即从体质健康水平下降的原因分析、从学校体育发展影响因素分析、从体质健康教育影响因素直接分析。从不同的角度分析,青少年学生体质健康影响因素各不相同,但核心影响要素基本明确为教育模式、管理体制、教育内容、政策法规。第三,国内外青少年学生体质健康教育模式的研究主要围绕体质健康教育要素的优化组织和最优结构展开。体质健康教育模式的选择,因国情不同、理念差别、目标的差异而不同,最终,体育健康教育模式应形成适应国情、尊重体质健康教育规律的范式。第四,对比分析国内外体质健康教育路径的研究,国外已经相对成型,并且发达国家构建了具有本国历史文化特色的体质健康教育路径,我国体质健康教育路径的研究相对分散,并未形成统一的见解和认识,也充分说明在体质健康教育实践中我国学校体育的路径有待明晰。第五,国内青少年学生体质健康教育对策多针对不同青少年学生群体提出;国外青少年学生体质健康教育的对策研究,重视通过公共政策促进青少年学生体质健康教育工作。第六,体质健康教育是健康促进的有效手段,分析国内外体质健康教育与健康促进的研究成果,学界的研究具有一致性,体质健康教育是健康促进的重要途径,但是研究中定量化的研究和实证类研究相对不足,创新性研究相对不足。

通过对国内外研究现状的比较与分析,不难发现传统研究仍存在盲区。其中最为主要,也是迫切需要我们解决的三个关键内容在于:一是,以往研究缺乏对青少年学生体质健康教育的系统性专题研究,理论体系不够完善。目前,关于学生体质健康标准、体质健康评价以及体质健康促进手段等方面的研究较为广泛,研究层次和水平也较高。但对于诸如学生体质健康教育的本质、目的、任务等基础性理论的系统探究较为滞后和薄弱;二是,以往研究缺乏对青少年学生体质健康教育实践操作层面的综合研究,尤其是关于学生体质健康教育治理的机制和治理实践的路径、对策与方法等方面的研究还十分欠缺;[①]三是,体质健康教育研究成果看似内容繁多并且内涵广泛,但是缺乏集中研究体质健康教育创新的成果,实践中也显示出青少年学生体质健康教育各种政策、措施众多,但青少年学生体质健康状况仍然存在严重

---

① 杨贵仁.学生体质健康泛教育论[D].福建师范大学,2005:43-60.

问题。因此,针对体质健康教育创新进行研究,探索新型的青少年学生体质健康促进、体质健康教育路径意义重大。

鉴于国内学者研究的不足和国外相关研究的启示,本课题在综合国内外学者前期研究成果的基础上,试图拓宽研究思路:首先,运用教育学、心理学、社会学、体育学等跨学科知识对学生体质健康教育理论进行梳理、总结、分析与理论创新,建构具有中国特色的青少年学生体质健康教育创新理论体系;其次,为了检验创新理论的正确性与科学性,对该理论进行实证验证,并根据实证结果对创新理论进一步完善和修订;最后,为了使理论更好地应用和指导青少年学生健康教育实践,对青少年学生体质健康教育治理与实施策略进行系统研究,如治理结构、运行机制、治理路径与方法等。

1.3 研究的主要内容、方法与思路、重点与难点

● 1.3.1 研究的主要内容

(1)我国青少年学生体质健康教育的背景研究。对于学生体质健康教育提出的背景及相关政策进行解读,从理论层面上对体质健康教育的内涵及其功能进行论述,为本课题的开展提供丰富的实证依据和科学的理论基础。

(2)我国青少年学生体质健康教育现状研究。运用问卷调查、专家访谈、座谈等方法,对我国青少年学生体质健康教育的现状进行调查,充分了解学生体质健康教育开展的现状,同时进行因素分析,力求发现制约青少年学生体质健康教育产生内化效果的关键因素。

(3)我国青少年学生体质健康教育理论创新研究。该部分旨在构建创新的、具有中国特色的、系统科学的青少年学生体质健康教育理论体系。对学生体质健康教育的本质、目的、任务,以及发展规律等进行研究,创造性地运用教育学、心理学、社会学等多学科知识,着重研究学生体质健康教育的课程论、教学论、学习论、环境论。

(4)我国青少年学生体质健康教育实证研究。通过实证研究,检验创新的体质健康教育理论和方法的有效性,并探讨体质健康教育对学生体质健康素质的影响,以达到检验和不断完善学生体质健康教育理论体系的目的。

（5）我国青少年学生体质健康教育治理研究。通过对策研究，研究影响学生体质健康教育实施的制约因素，同时，对学生体质健康教育治理的运行机制以及实施路径与方法等方面进行系统研究。

• 1.3.2 研究方法与思路

第一，采用文献调研的方法，整理和记录国内外有关青少年学生体质健康教育的文献、期刊与电子资料，并对其研究所涉及的内容、方法、层次和水平进行系统的归纳与总结，理性、科学地把握该研究领域的研究现状，形成本研究的基础。

第二，运用逻辑分析法逐步对健康、体质健康以及体质健康教育进行差异分析与概念界定，最终形成对青少年学生体质健康教育的界定。同时，利用归纳、演绎等研究方法，推理和研究青少年学生体质健康教育理论、模型、案例，以得出相关观点和结论。

第三，采用问卷调查和专家访谈相结合的方法，对我国青少年学生体质健康教育的实施现状进行总结与分析，明确青少年学生体质健康教育的现状与问题所在，分析青少年学生体质健康教育的影响因素，同时找出青少年学生体质健康教育的各种潜在危机因素及其影响。

第四，结合文献、调研和现状分析的研究基础，综合运用教育学、心理学和社会学等跨学科知识对我国青少年学生体质健康教育理论进行系统性、创新性的理论建构。

第五，实证研究。运用观察法，近距离观察教学实验班的情况，对实验班学生的行为方式进行分析，遵循从实践中来到实践中去的方法，通过激励、培训、指导、实践、展示等多种路径，发现、解决实验研究过程中出现的问题，归纳、探究影响因素，寻求解决方案，促使学生在体验中反思自己的行为，在实践中形成和积淀终身体育的意识、知识与能力；运用专家座谈法和问卷调查法，在实验过程中不定期邀请相关专家，组织论证会，并展开抽样调查，对调查情况与实验情况展开比较研究，以检验和不断完善创新理论，使其更加科学合理[①]；通过实验研究，分析新的体质健康教育模式、方法、手段与学生健康生活方式与行为习惯的养成、终身体育意识的内化，以及体质健康促进之间的关系，挖掘体质健康教育中显性和隐性的身体教化价值，以便为本研究提供强有力的实证支撑。

---

① 薛原.生命化教育视野下中学体质健康教育研究[D].华东师范大学,2011:25-60.

第六,结合实证分析,运用管理学、教育学以及系统科学等多学科知识,从体质健康教育的治理结构、运行机制、治理路径及方法等方面进行系统分析与策略制定。整体研究思路如图1-1所示。

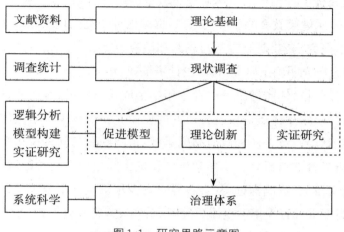

图1-1 研究思路示意图

• 1.3.3 研究重点与难点

(1)研究重点

第一,在归纳与总结的基础上,运用多学科知识引申和创新具有中国特色的青少年学生体质健康教育理论体系。第二,明确青少年学生体育锻炼行为的影响因素,构建青少年学生体育锻炼行为促进模型。第三,结合理论创新与实证研究情况,构建符合我国现实需要的学生体质健康教育治理实施策略。

(2)研究难点

在理论创新、实证研究和治理实施策略构建的研究过程中,如何科学、合理地运用多学科知识,如何正确、恰当地进行定性与定量研究是研究的难点。此外,大范围的青少年学生体质健康教育现状调研也是本研究工作的难点。

1.4 本章小结

本章主要分析了青少年学生体质健康教育的研究背景、研究意义,总结了国内外青少年学生体质健康教育的研究成果,根据国内外研究的现状和本文拟解决的关键问题,确定了研究内容、研究方法与思路和研究重点、难点,为下文开展青少年学生体质健康教育研究明确了研究目标、设计了框架、建立了研究基础。

从研究背景分析,体质健康承载青少年学生成长与发展,时代的发展和社会的进步赋予了青少年学生体质健康教育研究的使命。我国青少年学生体质健康教育现实问题严峻、社会广泛关注和政府高度重视:现实问题拷问青少年学生体质健康教育,体质健康教育的滞后是青少年学生体质健康问题形成的关键原因;青少年学生体质健康意义重大,影响深远,社会各界对青少年学生体质健康状况下滑广泛关注;党和政府高度重视青少年学生体质健康,系列政策密集发布,对新时期体育健康教育也提出了更高、更新的要求,通过体质健康教育改进青少年学生体质健康水平的使命愈发重大。

从研究意义分析,通过体质健康教育研究改善青少年学生体质健康状况仍然面临着严峻的挑战,其研究具有较大的社会意义;建构具有中国特色的、系统科学的青少年学生体质健康教育理论体系,这对于促进体育科学研究方法体系的创新具有较大的理论意义;构建和设计青少年学生体质健康教育治理实施策略系统,对于促进青少年学生健康生活方式与行为方式的养成和终身体育意识、知识、能力的培养,具有重要的实践指导意义。

从以往研究成果分析,国内外学者高度重视青少年学生体质健康教育问题,但理论创新与实践研究又亟待加强。目前,国内外关于青少年学生体质健康教育的相关研究主要涉及以下几个方面:一是青少年学生体质健康教育现状研究;二是青少年学生体质健康教育影响因素研究;三是青少年学生体质健康教育模式研究;四是青少年学生体质健康教育路径研究;五是青少年学生体质健康教育对策研究;六是青少年学生体质健康教育与健康促进研究。通过收集和整理国内外有关青少年学生体质健康教育的相关文献,归纳与总结前人相关研究的创新观点与理论,并通过理论借鉴和迁移,充分了解和掌握青少年学生体质健康教育研究的前沿。进而,为本书的撰写提供丰富的实证依据和科学的理论基础。

从研究思路分析,重点解决三个问题:一是以往研究缺乏对青少年学生体质健康教育的系统性专题研究;二是目前我国在青少年学生体质健康教育领域缺乏应用层面上的系统研究；三是体质健康教育研究成果看似内容繁多并且内涵广泛，但是集中研究体质健康教育创新的成果缺乏。本课题研究拓展了研究思路：一是运用教育学、心理学、社会学、体育学等跨学科知识对学生体质健康教育理论进行梳理、总结、分析与理论创新，建构具有中国特色的青少年学生体质健康教育理论体系；二是为了检验创新理论的正确性与科学性，对该理论进行实证研究，并根据实证结果对创新理论进一步完善和修订；三是为了使理论更好地应用和指导青少年学生体质健康教育实践，对体质健康教育治理与实施策略提出具体建议。

　　研究方法主要采用文献调研、逻辑分析、问卷调查、专家访谈、实证研究等方法，研究内容主要包括青少年学生体质健康教育的背景研究、我国青少年学生体质健康教育现状研究、青少年学生体质健康教育理论创新研究、青少年学生体质健康教育实证研究、青少年学生体质健康教育治理策略研究。

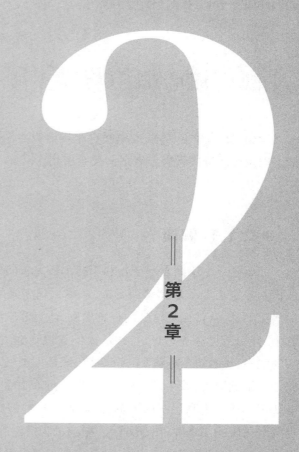

第2章

青少年学生体质健康教育的理论基础

　　研究青少年学生体质健康教育应明确体质健康教育的概念、体质健康教育的相关理论等,本部分将界定体质健康教育的核心概念体系,分析相关理论的研究以及相关研究对体质健康教育理论发展的影响。

2.1 核心概念界定

健康、体质健康、体质健康教育是本研究中所涉及的核心概念,并且健康、体质健康以及体质健康教育三者之间关系密切。

● 2.1.1 健康

健康是一个不断发展变化和不断丰富完善的概念,回顾人类历史对健康概念的认识和界定历经了从简单到复杂、从单一到多元的过程。在原始社会,人类对健康的认识不足,从机械唯物观的视角出发,认为健康即是没有疾病的状态[①];后来,随着养生、导引等健康养生意识形成,人们意识到健康是人体内部环境和外部环境相统一的状态;从本质上分析,上述两种认识是人类从人体生理状态对健康形成的认识,属于一维健康观(或生理健康观)时期。进入20世纪,随着医学的进步,人们对健康的认识形成了更高层次的见解,意识到心理是健康的重要组成部分,包括生理和心理两个领域的二维健康观形成[②]。影响最为广泛的健康定义是世界卫生组织给出的界定,1948年世界卫生组织提出"健康不仅仅是没有疾病和衰弱的状态,而是一种在身体上、精神上和社会上的完好状态"[③],形成了三维健康观;1989年,世界卫生组织又拓展了健康维度、更新了健康的概念,提出"健康是一个人在身体健康、心理健康、社会适应健康和道德健康四个方面皆为完好的状态"[④]。分析健康概念的演变过程,健康的概念应具备以下要素:第一,健康是一个综合性的概念,以往研究中将其界定为一种完好的状态;第二,健康是多维度的,当前研究认为健康的要素应包括四个维度,即身体、心理、社会和道德;第三,健康的概念是发展的,随着科技发展和认识深入,健康的概念不断完善。

总结健康概念的发展历程,健康的概念仍在进一步扩充和丰富。前期研究中认为健康是一种状态,随着体育、医学等学科的发展,人们逐渐清晰健康形成的规律,所以健康的概念还应描述健康形成的路径,最终形成一个立体化、综合性的健康概念,健康的概念不仅包括健康的状态、健康的构成要素,还应包括健康形成的路径和

---

① 杨忠伟.人类健康概念解读[J].体育学刊,2004,11(1):132-134.

② 曾承志.健康概念的历史演进及其解读[J].北京体育大学学报,2007,30(5):618-619.

③ World Health Organization. New Horizons in Health [M].Geneva, 1995:35.

④ Mechanic D. Social Policy, Technology, and the Rationing of Health Care [J]. Medical Care Review, 1989(6):113-120.

维持健康的行为方式等内容。为此,本研究将健康界定为:"健康是指通过体育锻炼等合理的生活方式,促进个体形成的生理、心理、社会适应和道德情操皆为完好的状态,并在日常生活中体现为健康的个体行为。"本概念界定是基于以下要素考虑的:第一,明确健康形成的路径,即通过健康的生活方式,包括科学锻炼、合理营养、适度睡眠等内容;第二,健康是一种完好的状态,该状态包括了生理、心理、社会适应和道德等多个维度;第三,健康不仅是一时的状态,还应形成健康的行为,健康行为是健康的重要构成方面;第四,健康既是个体内部环境的一致性,更是个体与外部环境之间的一致性。

2.1.2 体质健康

分析体质健康的概念,需要从体质、健康、身体素质等概念入手,厘清体质健康的内涵与外延。

(1)相关概念

体质的概念认识相对统一,"体质即人体质量,它是在遗传性和获得性的基础上表现出来的人体形态、结构、生理功能和心理因素的综合的、相对的、稳定的特征。"[1]体质的构成要素包括身体发育水平、身体机能水平、身体素质与运动能力水平、心理健全水平、对外界的适应能力。[2]身体素质是体质的组成部分,身体素质是指"人体的力量、速度、耐力、灵敏性、柔韧性、协调性和平衡性等基本活动能力,是人体各器官系统的机能在肌肉工作中的反映"。[3]健康的概念在上一部分已做介绍,此处不再赘述。

(2)体质与健康的关系

体质与健康之间关系的研究由来已久,认识的不同也普遍存在,第一类观点认为二者是内外关系,认为"体质是健康的物质基础,健康是体质的外在表现";第二类观点认为二者是从属关系,有学者认为体质是健康的组成部分,国外学者认为"将体质等同于体适能(分为健康体适能、一般运动体适能和专项运动体适能),体适能是健康的构成内容",[4]也有学者认为"体质包括健康和体力"[5];第三类观点认为二者

---

① 董新光,戴俭慧,柏扣兰.健康素质概念的辨析——兼谈体质、身体素质与健康素质3个概念的混用与统一[J].体育科学,2005,25(11):72-75.

② 肖夕君.体质、健康和体适能的概念及关系[J].中国临床康复,2006,10(20):146-148.

③ 陈明达.实用体质学[M].北京:北京医科大学、中国协和医科大学联合出版社,1993:1-7.

④ 肖夕君.体质、健康和体适能的概念及关系[J].中国临床康复,2006,10(20):146-148.

⑤ 何仲凯.体质与健康关系的理论与实证研究[D].北京体育大学,2001:31-32.

是等同关系,认为体质与健康本质上是等同的,但体质侧重于人体内在方面,健康侧重于人体的一种状态①。

(3)体质健康的概念

对于体质与健康能否联系在一起使用,学界亦有讨论和不同的观点,桂海荣等认为体质健康对健康的解释力度不足,体质与健康不宜结合在一起使用②;也有更多的学者认为体质与健康可以一起使用,《学生体质健康标准》(试行方案)是最早正式官方使用的"体质健康"概念。分析体质与健康的关系以及对体质健康概念的认识,本研究认为"体质健康"的使用已约定俗成,体质与健康可以并列使用,体质健康是人体的体质水平所达到的理想状态,体质健康是健康的基础,健康是体质健康等共同作用形成的外在表现。其中,理想状态的界定可以根据需要而确定,如达到某一时期国家学生体质健康标准的要求抑或是医学上的指标规格等要求。

● 2.1.3 体质健康教育

体质健康教育是体质健康的衍生品。体质健康教育是指为了达到体质健康的状态而采取的系列相关教育促进措施的行动过程,体质健康教育的构成内容广泛,包括体质健康教育主体、体质健康教育客体、体质健康教育内容、体质健康教育形式、体质健康教育途径、体质健康教育评价等。青少年学生体质健康教育的目的是提高青少年学生的体质健康认识,促进青少年学生体质健康良好行为习惯的养成,自主开展体育锻炼并形成体育锻炼的习惯,最终提升青少年学生的体质健康水平。

2.2 体质健康信念理论与体质健康教育

科学的体质健康教育首在体质健康信念的养成,以体质健康信念引导良好的体质健康行为。20世纪50年代以来,健康信念理论以及模型逐渐形成,在医学和健康

---

① 学生体质健康标准课题组.学生体质健康标准之研究[M].北京:人民教育出版社,2006:55-57.

② 桂海荣,张雅玲,孙计金,等."体质健康"思辨[J].沈阳体育学院学报,2011,30(6):80-82.

领域成为指导健康工作的理论基础。健康信念模式源于需要与动机理论、期望理论和认知理论等,需要与动机理论强调需要产生动机从而引发人的系列行为,并且人的需要是分层次的,如马斯洛将人的需要划分为7个层级,健康是人的需要,健康的需要必然产生健康的动机。期望理论源于心理和行为科学的研究,人们的期望会产生激励人的力量,激励=期望值×效价,要提升对个体激励的力度需要从个体的期望以及个体对努力效用的评价入手,健康行为的激励需要源于人们对健康的期望以及相关健康行为措施采取后产生绩效的评价。认知理论认为动机的产生固然源于需要,但动机真正的形成更需要对需要的认知水平,个体对环境的认知促进了动机的产生和变化,青少年学生对健康的认知决定了健康行为动机的产生与变化。

　　健康信念模型是由罗森斯托克(Rosenstock)提出的,他利用需要与动机理论、社会心理学等理论解释、分析和预测健康行为的产生的模式,被称为健康信念模型[1]。健康信念理论从个体心理活动过程出发,分析健康信念对健康行为的影响因素和影响路径[2]。健康信念理论认为,个体对4个方面因素的认知和感受影响到其健康行为(即影响健康行为的4个关键要素)[3],第一,疾病可能性的认知,即对疾病或不健康状态形成可能性的个体感受;第二,疾病严重性的认知,即对发生疾病后所形成不良后果的感知;第三,健康行为有益性的认知,即对健康行为产生有益后果的感知;第四,健康行为阻滞性的认知,即对采取健康行为应克服障碍性因素及其克服难度的感知。上述影响因素通过"自我效能"和"行为线索"影响并改变健康行为,自我效能是通过个体自我对健康行为、自我控制等内在因素和外在因素控制产生效果主观判断,是个体对形成健康行为效益判断[4];行为线索是个体改变行为的最终关口,是影响个体健康行为直接关键事件、要素和问题等,直接导致个体行为的改变,一定意义上可将行为线索理解为健康教育。如图2-1所示。健康信念理论提供了健康行为解释和改变的个体心理活动思路,其中也存在无法解释个体认知疾病的可能性而不愿形成健康行为等个别问题的存在,但总体而言丰富了个性健康行为形成和改变的理论,实际应用中应根据不同的情况加以应用与分析,以提高健康信念理论的解释力。

---

① Rosenstock I M, Strecher V J, Becker M H. The Health Belief Model and HIV Risk Behavior Change [M]. New York: Springer, 1994: 5-24.

② 靳雪征. 健康信念理论的建立和发展[J]. 中国健康教育, 2007, 23(12): 945-946.

③ 林丹华, 方晓义, 李晓铭. 健康行为改变理论述评[J]. 心理发展与教育, 2005, 21(4): 122-123.

④ 常春. 健康教育中的行为理论[J]. 中国健康教育, 2005, 21(10): 739-741.

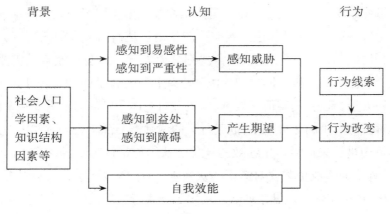

图2-1　健康信念模型示意图

在健康信念理论研究的基础上,学者们发展形成了体质健康信念理论,并在青少年学生体质健康促进等领域进行了大量的研究与探索。戴霞等研究了体质健康信念的影响因子并建立了"体质健康信念量表",其研究显示体质健康信念包括5个维度的因子:"知觉锻炼益处、体质评价自我效能、体质强弱与患病易感性、知觉疾病与体弱的严重、体质评价结果关注"。[1]谢红光补充修订了"体质健康信念量表",认为体质健康信念以效应累积的递进方式影响体育锻炼行为意向及习惯。[2]通过实证分析发现,青少年学生体质健康信念对体育锻炼具有显著的影响作用[3],其中,自我效能预测力、感知益处和感知障碍对青少年学生体育锻炼行为的解释力最强[4],体质健康信念对促进青少年学生体育锻炼具有重要的作用与价值。为此,通过健康信念理论以及体质健康信念领域的研究发现:第一,体质健康信念对青少年学生体育锻炼行为的形成和习惯养成具有正向促进作用,必须高度重视体质健康信念的作用;第二,体质健康信念的影响因素相对明确,这些因素通过累积效应作用于青少年学生体育锻炼行为;第三,体质健康教育属于健康信念作用中的"行为线索",体质健康教育是形成体质健康信念的重要途径,体质健康教育中需重视青少年学生体质健康信念形成,并科学设立体质健康教育项目以促进学生良好体质健康信念的形成。

---

① 戴霞,尹洪满,朱琳.大学生体质健康信念量表的编制与初步应用[J].北京体育大学学报,2011,34(12):72-74.

② 谢红光.体质健康信念对体育锻炼行为意向及行为习惯的影响[J].体育学刊,2013,20(4):100-105.

③ 何青青,陈丽华.体质健康信念对青少年学生体育锻炼的影响[J].体育科技文献通报,2016,24(4):28-32.

④ Sas-Nowosielski K, Grabara M, Hadzik A. Health Belief Model Variables as Predictors of Light, Moderate and Vigorous Physical Activity Among Young Adults[J]. The New Educational Review, 2013, 32(7): 197-203.

2.3　自我效能理论与体质健康教育

健康信念理论明确了体质健康信念的作用,而体质健康信念又是通过青少年学生个体的自我效能作用于体质健康行为的。1977年,美国的班杜拉(Bandura)提出了"自我效能"的概念,总结了前人研究经验,形成了自我认识对个体动机、行为的影响及其绩效的研究领域。后期,人们又不断完善自我效能的研究,自我效能理论形成并成为学习理论的重要组成部分①。

从自我效能感的内涵分析,自我效能感的实质就是个体在特定情境中对自己的某种行为能力的自信程度,是对自我评估形成的认识和观念,自我效能感是自我效能理论的核心名词。

从自我效能感的类别分析,根据持续时间的不同,自我效能感分为"事件自我效能感"和"特质自我效能感",事件效能感是个体针对某一事项或某一时期体现出来的自我效能感,是个体暂时性的期待、评估与信心,与单次性或某时期个体的表现及行为密切相关,事件效能感是不稳定的,具有暂时性特征;特质效能感是某一个体体现出来的持久性、显著性的自我评估与信心的特征,在多个事件或长期分析中这一效能感具有稳定性,常会被评价为一个自我效能感强的人或者一个自我效能感差的人等。此外,自我效能感还可以划分为个体自我效能感和组织自我效能感等。

从自我效能感的形成机制分析,自我效能感的来源广泛,主要包括:以往成功或失败的经验、前人或者榜样的示范、别人的关注与言语劝说、个体生理与心理等内部环境状态②。

从自我效能感的影响因素分析,自我效能感的影响因素包括:过往行为绩效、自我能力认识、目标设置水平、成果反馈方式、任务可控性、组织环境、个体内部状态等;上述因素决定了个体或组织的自我效能感,不同时期的自我效能感或者自我效能感强弱不同的个体,其自我效能感水平将影响动机水平,自我效能感强则动机强(也包括失败后所形成的新动机),动机影响和调节个体情绪,进而影响决策或选择,最终促成所采取的行为以及行为的调整,即"自我效能感—动机水平—情绪状态—决策选择—行为及调整"③。

---

① 王玲.浅谈自我效能理论及其在教育领域中的研究实践[J].安康学院学报,2007,19(5):89-91.

② Wood R E, Bandura A, Bailey T. Mechanisms Governing Organizational Performance in Comlex Decision-Making Environments[J]. Organizational Behavior and Human Decision Processes, 1990, 46(2): 181-201.

③ 姚凯.自我效能感研究综述——组织行为学发展的新趋势[J].管理学报,2008,5(3):463-468.

从自我效能感与体育锻炼行为的关系分析,福斯(Fuchs)通过试验研究认为自我效能感是行为(如体育锻炼行为)的预测因子①,自我效能感水平与体育锻炼态度、体育锻炼行为以及锻炼行为的持续性之间的相关性显著,自我效能感是体育锻炼态度、体育锻炼行为以及体育锻炼坚持的重要基础和影响因素。自我效能感不仅影响体育锻炼以及体育锻炼的动机与行为过程,还影响体育锻炼的成效、运动成绩,并且,体育锻炼还对自我效能感具有反馈影响作用,体育锻炼可以增强个体的自我效能感②。

从自我效能感与体质健康教育的关系分析,自我效能感与体育锻炼行为之间存在双向互动促进的作用机制,体质健康教育旨在通过知识传授、技能指导等促进学生的健康体育行为。因此,自我效能理论可以为体质健康教育以及学生体育锻炼行为提供重要指导。具体方法如下:第一,在体质健康教育中引入自我效能理论,培养学生参与体育锻炼的自我效能感;第二,创设有利于提升学生自我效能的体质健康教育环境氛围;第三,在学生体育锻炼过程中,注重通过言语劝说、合理目标设置、可行的任务等,促进体育锻炼行为与自我效能感之间的互动反馈。

2.4 "知—信—行"理论与体质健康教育

"知—信—行"理论模型是健康教育、健康护理、健康促进中常用的理论模型,描述和阐释了知识、信念、行为之间的联系机制以及知识、信念如何促进与改变健康行为。③"知—信—行"理论的基本流程为:了解和掌握知识,在科学认识的基础上形成信念,以信念为引导产生行为。"知—信—行"理论在体育锻炼中的应用广泛,掌握体育与健康的基本知识是前提,通过环境设置、宣传教育等促进个体形成积极参与锻炼的信念是保障,将知识、信念转化为实际的体育行为是关键。前期研究显示,通过"知—信—行"理论的对照实验及应用,经"知—信—行"理论干预后,学生、成年人、老年人等的体育锻炼行为明显改善,对于促进体质健康教育以及体育锻炼效果显

① 段艳平,等译.作为健康行为的身体活动:从无活动到保持活动的四步骤模型应用手册[M].德国柏林:拜罗伊特体育科学文献,2010,13:62.

② 李哲,赵宝椿.自我效能感与体育锻炼行为相关研究述评[J].赣南师范学院学报,2013,34(6):94-97.

③ 李维瑜,刘静,余桂林,等.知信行理论模式在护理工作中的应用现状与展望[J].护理学杂志,2015,30(6):107-110.

著[①]。"知—信—行"理论在医疗卫生、运动康复、体育健身、教育、文化等领域广泛应用的同时,必将深入青少年学生体质健康教育领域之中:第一,"知—信—行"理论在体质健康教育领域中具有良好的适用性,青少年学生掌握体质健康知识,形成重视体质健康的良好信念,保持促进体质健康的合理行为与习惯,通过"知—信—行"理论可以很好地指导青少年学生体质健康教育;第二,青少年学生体质健康教育亟待丰富理论和实践指导体系,"知—信—行"理论在其他领域的广泛应用为青少年学生体质健康教育提供了经验;第三,"知—信—行"理论与自我效能理论有密切的联系,掌握知识和坚定信念与自我效能感的形成是一脉相承的。

2.5　体质健康教育与体育锻炼行为

青少年学生体育锻炼行为一直是学者们关注的热点问题,高岩等研究认为父母支持、同伴友谊质量对青少年学生体育锻炼动机的激发和锻炼投入程度具有正向影响[②]。付道领[③]研究了中学生体育锻炼行为的影响因素及作用机制,学校因素(包括条件保障、体育教师、体育课程、课外活动)、心理因素(包括自我效能、锻炼冬季制、价值认知)、家庭因素(包括家长支持、家庭环境、家中器械)和制约因素(学业负担重等)影响学生体育锻炼行为。从已有体质健康教育、体育锻炼行为的研究成果分析,体质健康教育是促进体育锻炼行为形成的重要基础。第一,体质健康教育中包括的知识传授、技能指导、体育课程等内容,属于青少年学生体育锻炼行为的重要影响因素。第二,体质健康教育的重要目的是激发青少年学生的体育锻炼行为,进而促进青少年学生体质健康。第三,体质健康教育应充分符合并反映青少年学生体育锻炼行为规律,根据青少年学生体育锻炼行为规律科学设计体质健康教育内容与过程,以充分发挥体质健康教育促进体育锻炼行为的作用。

---

①沈科,魏毅."知、信、行"认知干预对促进警院学员体能锻炼影响的研究[J].通化师范学院学报,2014,35(12):59-62.

②高岩,王先亮.父母支持、同伴友谊质量对青少年运动动机与投入影响[J].天津体育学院学报,2015,30(6):480-486.

③付道领.初中生体育锻炼行为的影响因素及作用机制研究[D].西南大学,2012:4.

2.6 本章小结

健康、体质健康以及体质健康教育三者之间关系密切。健康是指通过体育锻炼等合理的生活方式,促进个体形成的身体、心理、社会适应和道德情操皆为完好的状态,并在日常生活中体现为健康的个体行为。健康不仅是一种完好状态,还包括健康形成路径、健康行为、内外环境的一致性。体质健康是人体的体质水平所达到的理想状态,体质健康是健康的基础,健康是体质健康等共同作用形成的外在表现,理想状态的界定可以根据国家标准等确定。体质健康教育是指为了达到体质健康的状态,而采取的系列相关教育促进措施的行动过程,体质健康教育的构成内容广泛,包括体质健康教育主体、体质健康教育客体、体质健康教育形式、体质健康教育途径、体质健康教育内容、体质健康教育评价等。

科学的体质健康教育首在体质健康信念的养成,以体质健康信念引导良好的体质健康行为,体质健康信念对促进青少年学生体育锻炼具有重要的作用与价值。健康信念理论表明:体质健康信念对青少年学生体育锻炼行为的形成和习惯养成具有正向促进作用,体质健康信念的影响因素相对明确,体质健康教育属于健康信念作用中的"行为线索",体质健康教育是形成体质健康信念的重要途径,体质健康教育中需重视青少年学生体质健康信念形成,并科学设立体质健康教育项目以促进学生良好体质健康信念的形成。

健康信念理论明确了体质健康信念的作用,而体质健康信念又是通过青少年学生个体的自我效能作用于体质健康行为的。自我效能理论能指导体质健康教育以及学生体育锻炼行为,在体质健康教育中引入自我效能理论培养学生参与体育锻炼的自我效能感,创设有利于提升学生自我效能的体质健康教育环境氛围,在学生体育锻炼过程中促进体育锻炼行为与自我效能感之间的互动反馈。

"知—信—行"理论将深入到青少年学生体质健康教育领域之中,"知—信—行"理论在体质健康教育领域中具有良好的适用性,"知—信—行"理论在其他领域的广泛应用为青少年学生体质健康教育提供了经验,"知—信—行"理论与自我效能理论有密切的联系,掌握知识和坚定信念与自我效能感的形成是一脉相承的。

体质健康教育是促进体育锻炼行为形成的重要基础,体质健康教育中包括青少年学生体育锻炼行为促进的重要影响因素,体质健康教育的重要目的是激发青少年学生的体育锻炼行为,体质健康教育应充分符合并反映青少年学生体育锻炼行为规律。

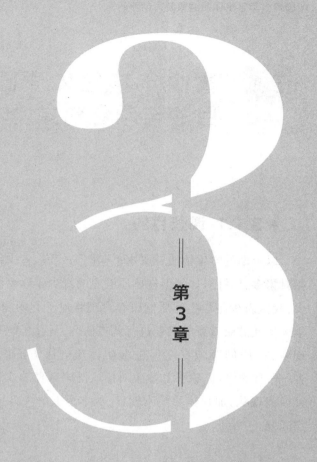

第 3 章

我国青少年学生体质健康教育现状调查

　　了解现状是研究问题的基础和起点,为了清楚地了解我国青少年学生体质健康教育的现状,本研究设计了调查问卷和访谈提纲,开展了大规模的青少年学生体质健康教育现状调研。该调研工作因涉及范围大、涵盖学校广、针对人群多等因素,成为本研究的难点之一。在这里,非常感谢本课题负责人的博士生导师张瑞林教授(吉林体育学院校长、国家社会科学基金评审组评审专家、教育部全国高等学校体育教学指导委员会副主任委员、中国学位与研究生教育学会体育工作委员会理事长、国务院政府特殊津贴专家)的悉心指导,为本课题的学生体质健康教育现状调研工作,给予了大力支持和帮助,使课题组顺利、成功地解决了调研所涉及的困境和难点。

3.1 青少年学生体质健康教育的调查目的与调查对象

● 3.1.1 调查目的

以定期的学生体质健康水平监测为代表,青少年学生体质健康水平的调查研究相对繁多,但针对如何促进体质健康的青少年学生体质健康教育现状调查研究却偏少,我国青少年学生体质健康教育现状也不甚明确。为此,本研究专门针对青少年学生体质健康教育的问题进行调查研究,旨在了解我国青少年学生体质健康教育的现状,体质健康教育在促进学生体质健康方面的作用发挥情况,主要利益相关者——体育教师、家长和学生对体质健康教育的认识、实施等情况,从而通过调查研究摸清现状,加强体质健康教育,从本源上解决青少年学生体质健康水平不高的现实问题。

● 3.1.2 调查对象

为经济、高效地获取全国青少年学生体质健康教育的基本情况,本研究采用分层抽样的形式,选取全国有代表性的地区、学校、学生等进行问卷调查。调查对象的选择步骤如下:

第一,选取地区。从东部10个省份、中部6个省份、西部12个省份、东北部3个省份中抽样选取调查地区,选取结果为:天津、北京、江苏、山东、河南、江西、新疆、陕西、吉林、贵州10个省(自治区、直辖市),涵盖了东部、中部、西部和东北各个区域。为了提高调查研究的效果,本研究从上述10个省(自治区、直辖市)中分别选择1个负责人(负责人具有高级职称,在当地具有一定影响力,能够在相关学校便利开展调研工作),组织开展本地区的调查。上述地区负责人所在单位为:天津(天津体育学院)、北京(北京体育大学)、江苏(南京体育学院)、山东(山东大学)、河南(郑州轻工业学院)、江西(江西财经大学)、新疆(昌吉学院)、陕西(长安大学)、吉林(吉林体育学院)、贵州(贵州师范大学)。

第二,选取学校。在上述10个省份中,随机抽取中学20所(初中、高中各10所)、小学10所;其中,中小学中城镇学校占60%,乡村学校占40%。

第三,选取调查对象。体质健康教育相关主体较多,在充分考虑研究需求的基础上,本文选取在校学生、体育教师、学生家长为调查对象进行问卷调查。具体问卷发放对象为:中小学生发放问卷100份/所,体育教师问卷10份/所(部分学校体育教师数量不足10人,发放问卷数量适当调整),发送家长问卷10份/所。总共发放中小学学生问卷100×30所×10省=30000份;体育教师问卷2500份;家长问卷3000份。

3.2 青少年学生体质健康教育现状的调查

● 3.2.1 问卷设计、发放与回收的基本情况

（1）问卷设计

第一,问卷分类,将青少年学生体质健康教育调查问卷划分为3类分别进行设计。第二,明确问卷调查主题,根据研究需要将调查问卷的主题确定为:体育教学、学校保障、制度安排、运动认知、家长影响、家庭支持、生活方式、社区体育、体育文化和社会舆论10个方面的主体因素。第三,问题设计,根据不同类别设计调查问卷,将上述10个主体因素细化为不同问卷的具体调查问题;第四,问卷修订,邀请青少年体质健康教育研究领域的专家进行问卷的指导与评判,然后根据专家意见进行了调查问卷的修订。第五,问卷效度和信度的检验。问卷效度采用专家调查问卷的方式进行,调查了10位青少年学生体质健康教育研究专家,认为调查问卷有效的为90%。专家名单,如表3-1所示。问卷的信度采用重测法进行验证,对贵州省和山东省两个地方的3类调查问卷进行重测,重测结果显示,问卷的答案的一致率均在91%以上:其中,体育教师调查问卷一致率为96.1%;中小学生调查问卷一致率为91.2%;家长调查问卷一致率为92.2%,重测学校情况如表3-2所示。问卷的效度和信度符合研究的要求。

表3-1　评判专家名单

序号	专家	单位
1	张瑞林	吉林体育学院
2	王　飞	山东大学体育学院
3	邵桂华	吉林体育学院
4	彭金城	昌吉学院
5	冯振伟	郑州轻工业学院
6	王晓芳	西南医科大学
7	张　颖	山东大学威海分校
8	方千华	福建师范大学
9	肖林鹏	天津体育学院
10	范宏伟	中山大学

表3-2　重测学校名单

序号	学校	问卷内容
1	山东省实验小学(小学)	中小学生问卷、学生家长问卷、体育教师问卷
2	济南市第八中学(初中)	中小学生问卷、学生家长问卷、体育教师问卷
3	济南市历城第一中学(高中)	中小学生问卷、学生家长问卷、体育教师问卷
4	贵阳市新天第三小学(小学)	中小学生问卷、学生家长问卷、体育教师问卷
5	贵阳市第十九中学(初中)	中小学生问卷、学生家长问卷、体育教师问卷
6	贵阳市乌当中学(高中)	中小学生问卷、学生家长问卷、体育教师问卷

(2)问卷发放与回收

第一,从天津(天津体育学院)、北京(北京体育大学)、江苏(南京体育学院)、山东(山东大学)、河南(郑州轻工业学院)、江西(江西财经大学)、新疆(昌吉学院)、陕西(长安大学)、吉林(吉林体育学院)、贵州(贵州师范大学)分别选择一名负责人,组建调研团队专门负责开展青少年学生体质健康教育调查问卷的发放与回收工作,计划发放中小学学生问卷30000份、体育教师问卷2500份、家长问卷3000份。第二,由各地负责人安排回收本地区调查问卷并统计问卷,将结果录入数据库。第三,问卷结果返回课题组,并进行统计分析。统计显示,共回收有效问卷,其中,中小学学生调查问卷28149份(有效率93.83%)、体育教师调查问卷2434份(有效率97.36%)、家长问卷2670份(有效率89%)。

● 3.2.2 青少年学生体质健康教育调查的结果①

(1)中小学生体质健康教育调查结果

中小学生体质健康教育调查问卷共回收有效问卷28149份,相关调查结果如下:

①中小学生对体质健康教育以及体质健康水平的认识

中小学生认为体质健康教育"非常重要"的有3620人,占总人数的12.86%;选择"重要"的11758人,占41.77%;选择"一般"的8791人,占31.23%;选择"不重要"的2938人,占10.44%;选择"非常不重要"的1042人,占3.70%。如图3-1所示。

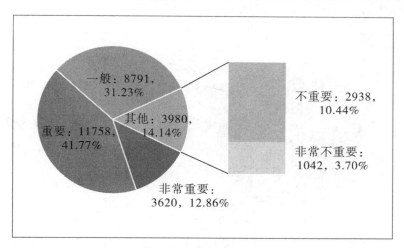

图3-1 中小学生对体质健康教育的重视程度认知

中小学生认为体质健康水平"非常重要"的有7189人,占总人数的25.54%;认为体质健康水平"重要"的中小学生数量为8056人,占总人数的28.62%;认为体质健康水平重要程度"一般"的中小学生数量为8814人,占31.31%;认为体质健康水平"不重要"的中小学生数量为3127人,占11.11%;认为体质健康水平"非常不重要"的中小学生数量为963人,占3.42%。如图3-2所示。

①由于统计结果采用四舍五入计算方式,百分比总和误差值为0.01%。

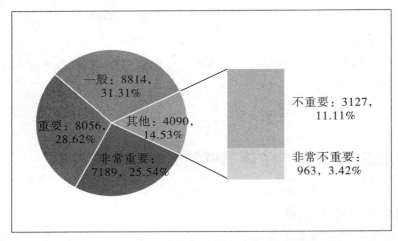

图 3-2　中小学生对体质健康水平的重视程度认知

②中小学校对体质健康教育的重视程度及开展情况

中小学生认为学校"非常重视体质健康教育"的为3659人,占13.00%;认为学校"重视体质健康教育"的9041人,占32.12%;认为"一般"的学生数量为9963人,占35.39%;认为"不重视"的学生数量为5128人,占18.22%;认为"非常不重视"的学生数量为358人,占1.27%。如图3-3所示。

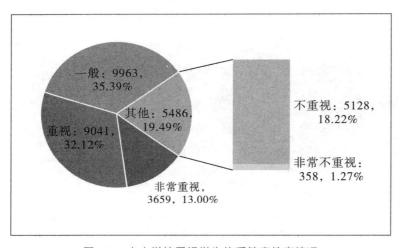

图 3-3　中小学校重视学生体质健康教育情况

中小学生认为学校体质健康教育工作开展"非常好"的数量为796人,占2.83%;认为学校体质健康教育"好"的为6587人,占23.40%;认为"一般"的学生数量为10453人,占37.13%;认为学校体质健康教育"差"的学生数量为8129人,占28.88%;认为"非常差"的学生数量为2184人,占7.76%。如图3-4所示。

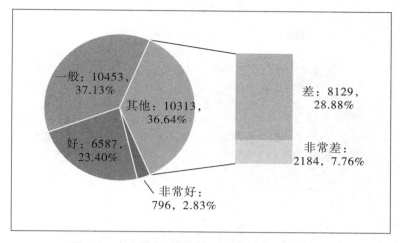

图3-4　中小学生对学校体质健康教育工作的评价

③中小学体育课程教学情况

中小学生认为学校体育课程教学开展"非常好"的数量为2561人，占9.10%；认为学校体育课程开展"好"的为10897人，占38.71%；认为"一般"的学生数量为8695人，占30.89%；认为学校体质健康教育"差"的学生数量为5854人，占20.80%；认为"非常差"的学生数量为142人，占0.50%。如图3-5所示。

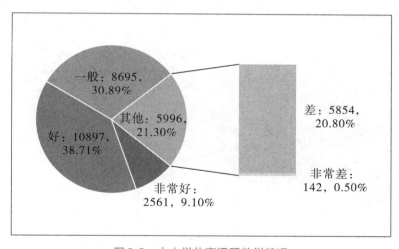

图3-5　中小学体育课程教学情况

中小学生认为体育教师对待工作的态度"非常好"的数量为7696人，占27.34%；认为体育教师对待工作的态度"好"的为11341人，占40.29%；认为体育教师对待工作的态度"一般"的学生数量为7950人，占28.24%；认为体育教师对待工作的态度"差"的学生数量为1124人，占4.00%；认为体育教师对待工作的态度非常差的学生数量为38人，占0.13%。如图3-6所示。

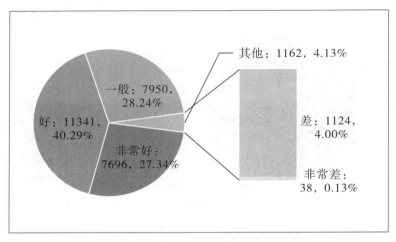

图3-6　中小学体育教师对待工作的态度

中小学生认为体育教师的专业知识和素养"非常好"的数量为6860人，占24.37%；认为体育教师的专业知识和素养"好"的为10569人，占37.55%；认为体育教师的专业知识和素养"一般"的学生数量为8132人，占28.89%；认为体育教师的专业知识和素养"差"的学生数量为2469人，占8.77%；认为体育教师的专业知识和素养"非常差"的学生数量为119人，占0.42%。如图3-7所示。

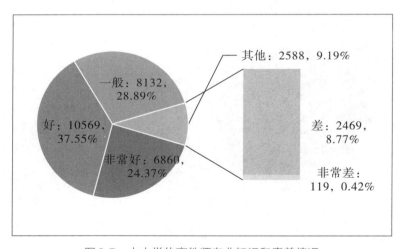

图3-7　中小学体育教师专业知识和素养情况

④中小学体质健康教育保障条件的情况

中小学生认为体育器材和场馆"非常满足"体育课程需要的数量为2634人，占9.36%；认为体育器材和场馆能够"满足"体育课程需要的为6189人，占21.99%；认为体育器材和场馆能够满足体育课程需要情况为"一般"的学生数量为11635人，占41.33%；认为体育器材和场馆"不满足"体育课程需要的学生数量为6817人，占

24.22%；认为体育器材和场馆"非常不满足"体育课程需要的学生数量为874人，占3.10%。如图3-8所示。

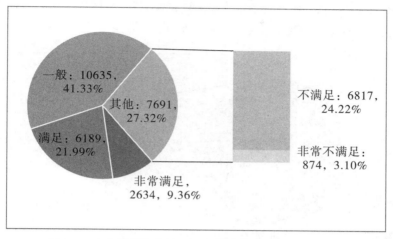

图3-8 中小学体育器材和场馆满足体育课程需要的情况

中小学生认为体育器材和场馆"非常满足"课外体育活动需要的数量为1872人，占6.65%；认为体育器材和场馆能够"满足"课外体育活动需要的为5634人，占20.01%；认为体育器材和场馆能够满足课外体育活动情况为"一般"的学生数量为10961人，占38.94%；认为体育器材和场馆"不满足"课外体育活动需要的学生数量为8255人，占29.33%；认为体育器材和场馆"非常不满足"课外体育活动需要的学生数量为1427人，占5.07%。如图3-9所示。

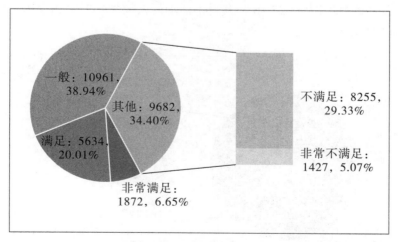

图3-9 体育器材和场馆满足课外体育活动需要的情况

中小学生认为学校体育文化氛围"非常有利于"体质健康教育的数量为993人，占3.53%；认为学校体育文化氛围"有利于"体质健康教育的数量为6104人，占

21.68%;认为学校体育文化氛围对体质健康教育的作用为"一般"的学生数量为9860人,占35.03%;认为学校体育文化氛围"不利于"体质健康教育的学生数量为9932人,占35.28%;认为学校体育文化氛围"非常不利于"体质健康教育的学生数量为1260人,占4.48%。如图3-10所示。

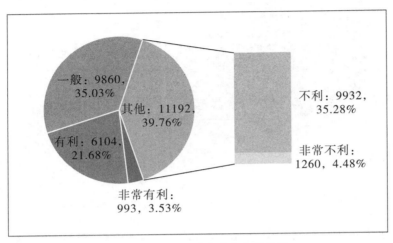

图3-10 中小学体育文化氛围情况

⑤中小学生体育活动参与情况

中小学生每天平均在校内进行体育活动的时间在"60分钟及以上"的人数为9016人,占总人数的比例为32.03%;每天活动时间在"30~60分钟(含30分)"的人数为12654人,占总人数的比例为44.95%;每天活动时间在"15~30分钟"的人数为6322人,占总人数的比例为22.46%;几乎不活动的人数为157人,占总人数的比例为0.56%。如图3-11所示。

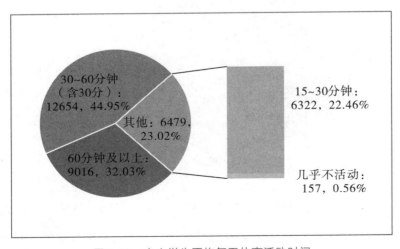

图3-11 中小学生平均每天体育活动时间

中小学生每周体育课程为"3节及以上"的人数为8129人，占总人数的28.88%；中小学生每周体育课程为"2节"的人数为17531人，占总人数的62.28%；每周体育课程为"1节"的人数为2455人，占总人数的8.72%；"没有体育课"的人数为34人，占总人数的比例为0.12%。如图3-12所示。并且，选择体育课程完全能上满规定的时间的中小学生数量为27263人，占总人数的96.85%。

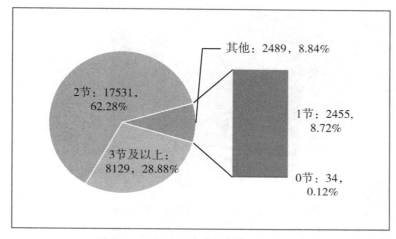

图3-12　中小学体育课程开设情况

中小学生每周参加课外体育活动次数为"3次及以上"的人数为5321人，占总人数的比例为18.90%；活动次数为"2次"的中小学生数量为13664人，占总人数的比例48.54%；每周活动"1次"的中小学生数量为8196人，占总人数的比例29.12%；"不活动"的中小学生数量为968人，占总人数的比例为3.44%。如图3-13所示。

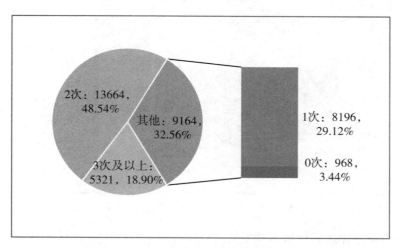

图3-13　中小学生参加课外体育活动情况

关于学校每年举办体育活动次数,选择"3次及以上"的学生数量为7834人,占总人数的27.83%;选择"举办2次"的学生数量为10657人,占总人数的比例为37.86%;选择"举办1次"的学生数量为8996人,占总人数的比例为31.96%;选择"不举办体育活动"的学生数量为662人,占总人数的比例为2.35%。如图3-14所示。

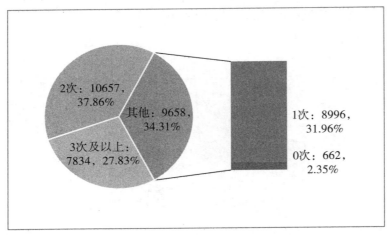

图3-14　中小学校每年举办体育活动的次数

参加校内"3个及以上体育社团"的中小学生数量为1265人,占总人数的4.49%;参加"2个体育社团"的中小学生数量为6754人,占总人数的比例为24.00%;参加"1个体育社团"的中小学生数量为10657人,占总人数的比例为37.86%;"没有参加体育社团"的中小学生数量为9473人,占总人数的比例为33.65%。如图3-15所示。

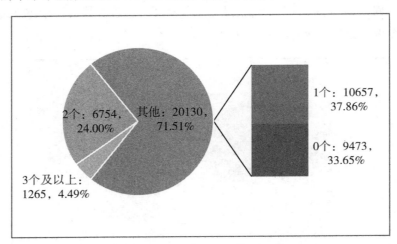

图3-15　中小学生参加体育社团情况

⑥中小学生体质健康教育成果情况

根据《国家学生体质健康标准》,体质监测成绩为"优秀"的中小学生数量为2139人,占总人数的比例为7.60%;体质监测成绩为"良好"的中小学生数量为7369人,占总人数的比例为26.18%;体质监测成绩为"中等"的中小学生数量为8524人,占总人数的比例为30.28%;体质监测成绩为"及格"的中小学生数量为5653人,占总人数的比例为20.08%;体质监测成绩为"不及格"的中小学生数量为4464人,占总人数的比例为15.86%。如图3-16所示。

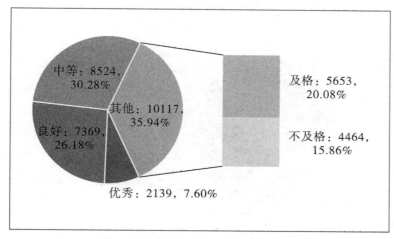

图3-16　中小学生体质监测成绩情况

体育课程成绩为"优秀"的中小学生数量为3190人,占总人数的比例为11.33%;体育课程成绩为"良好"的中小学生数量为6656人,占总人数的比例为23.65%;体育课程成绩为"中等"的中小学生数量为8124人,占总人数的比例为28.86%;体育课程成绩为"及格"的中小学生数量为8145人,占总人数的比例为28.94%;体育课程成绩为"不及格"的中小学生数量为2034人,占总人数的比例为7.23%。如图3-17所示。其中,认为体育课程成绩会影响其评优(三好学生、奖学金等)的中小学生数量19637人,占总人数的比例为69.76%。

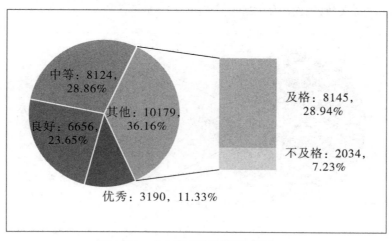

图3-17　中小学生体育课程成绩情况

掌握"3项以上体育技能"的中小学生数量为394人,占总人数的1.40%;掌握"3项体育技能"的中小学生数量为3018人,占总人数的比例为10.72%;掌握"2项体育技能"的中小学生数量为8066人,占总人数的比例为28.65%;掌握"1项体育技能"的中小学生数量为15179人,占总人数的比例为53.92%;"没有掌握任何体育技能"的中小学生数量1492人,占总人数的比例为5.30%。如图3-18所示。

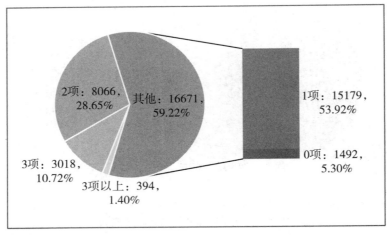

图3-18　中小学生掌握体育技能情况

⑦中小学生体质健康教育的外部条件情况

父母"非常支持"经常参加体育锻炼的中小学生数量为4201人,占总人数的比例为14.92%;父母支持经常参加体育锻炼的中小学生数量为12003人,占总人数的比例为42.64%;父母对经常参加体育锻炼持一般态度的中小学生数量为8815人,占总人数的比例为31.32%;父母"不支持"经常参加体育锻炼的中小学生数量为3059人,占总人数的比例为10.87%;父母"非常不支持"经常参加体育锻炼的中小学生数量为71人,占总人数的比例为0.25%。如图3-19所示。

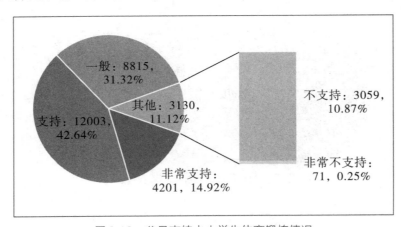

图3-19　父母支持中小学生体育锻炼情况

　　中小学生认为媒体、社会舆论等"非常重视"体质健康教育的数量为1196人,占总人数的比例为4.25%;中小学生认为媒体、社会舆论等"重视"体质健康教育的数量为6952人,占总人数的比例为24.70%;中小学生认为媒体、社会舆论等对体质健康教育重视程度"一般"的数量为11321人,占总人数的比例为40.22%;中小学生认为媒体、社会舆论等"不重视"体质健康教育的数量为7042人,占总人数的比例为25.02%;中小学生认为媒体、社会舆论等"非常不重视"体质健康教育的数量为1638人,占总人数的比例为5.82%。如图3-20所示。

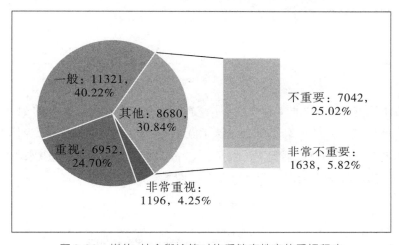

图3-20　媒体、社会舆论等对体质健康教育的重视程度

　　此外,中小学生中在校外参加过体育项目培训的数量较多,达到21309人,占总人数的比例为75.70%;仅有24.30%的中小学生未参加过校外的体育项目培训。在社区经常参加体育活动的中小学生数量为7634人,占总人数的比例为27.12%;72.88%的中小学生未经常在社区参加体育活动。19863名中小学生支持在升学考试中增加体育考试科目,占总人数的比例为70.56%。

(2)体育教师体质健康教育调查结果

　　中小学体育教师问卷共回收有效问卷2434份,有效率为97.36%,具体调查结果统计如下。

　　①体育教师对体质健康教育以及体质健康水平的认识

　　体育教师认为体质健康教育"非常重要"的有2123人,占总人数的87.22%;选择"重要"的290人,占11.91%;选择"一般"的21人,占0.86%;选择"不重要"的和选择"非常不重要"的体育教师为0人。如图3-21所示。

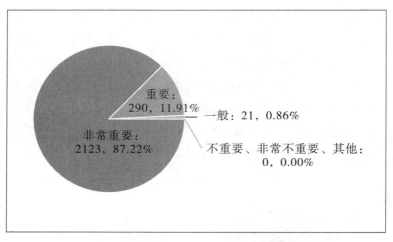

图 3-21　体育教师对体质健康教育的重视程度

认为体质健康水平"非常重要"的体育教师有 2223 人,占总人数的 91.33%;认为体质健康水平"重要"的体育教师数量为 180 人,占总人数的 7.40%;认为体质健康水平重要程度"一般"的体育教师数量为 31 人,占 1.27%;认为体质健康水平"不重要"和"非常不重要"的体育教师数量为 0 人。如图 3-22 所示。

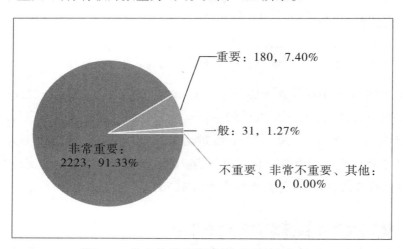

图 3-22　体育教师对体质健康水平的重视程度

②体育教师对学校重视体质健康教育程度的评价

认为学校"非常重视"体质健康教育的体育教师数量为 116 人,占 4.77%;认为学校"重视"体质健康教育的体育教师数量为 358 人,占 14.71%;认为学校对体质健康教育重视程度"一般"的体育教师数量为 1430 人,占 58.75%;认为学校"不重视"体质健康教育的体育教师数量为 297 人,占 12.20%;认为学校"非常不重视"体质健康教育的体育教师数量为 233 人,占 9.57%。如图 3-23 所示。

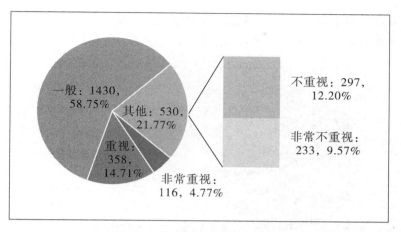

图 3-23 体育教师对学校重视学生体质健康教育情况的评价

认为学校体质健康教育工作开展"非常好"的体育教师数量为 47 人,占 1.93%;认为学校体质健康教育工作开展"好"的体育教师数量为 231 人,占 9.49%;认为"一般"的体育教师数量为 670 人,占 27.53%;认为学校体质健康教育"差"的体育教师数量为 1374 人,占 56.45%;认为"非常差"的体育教师数量为 112 人,占 4.60%。如图 3-24 所示。

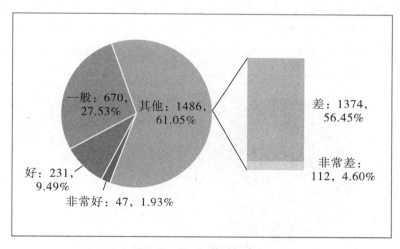

图 3-24 体育教师对体质健康教育工作的评价

③体育教师对学校体育制度安排的认知情况

体育教师"非常熟悉"青少年学生体质健康教育政策的人数为 36 人,占总人数 1.48%;体育教师"熟悉"青少年学生体质健康教育政策的人数为 249 人,占总人数的 10.23%;体育教师对青少年学生体质健康教育政策熟悉程度"一般"的人数为 1470 人,占总人数的 60.39%;体育教师"不熟悉"体质健康教育政策的人数为 531 人,占总人数的21.82%；体育教师"非常不熟悉"青少年学生体质健康教育的政策人数为148人，占总人数的6.08%。如图3-25所示。

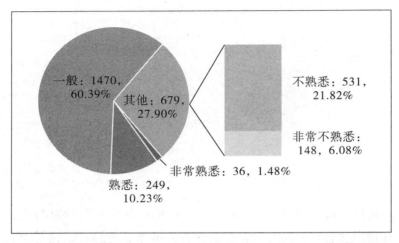

图3-25　体育教师对青少年学生体质健康教育政策了解程度

体育教师认为学校对青少年学生体质健康教育政策执行和落实"非常好"的人数为11人，占总人数的0.45%；体育教师认为执行和落实"好"的人数为168人，占总人数的6.90%；体育教师认为执行和落实"一般"的人数为1233人，占总人数的50.66%；体育教师认为执行和落实"差"的人数为752人，占总人数的30.90%；体育教师认为执行和落实"非常差"的人数为270人，占总人数的11.09%。如图3-26所示。

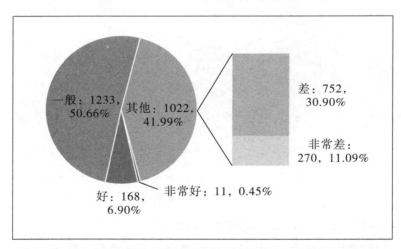

图3-26　体育教师对学校体质健康教育政策执行和落实情况的评价

体育教师认为学校体质健康教育制度安排"非常合理"的人数为31人，占总人数的1.27%；认为学校体质健康教育制度安排"合理"的人数为316人，占总人数的比例为12.98%；认为学校体质健康教育制度安排"一般"的人数为609人，占总人数的

25.02%；认为学校体质健康教育制度安排"不合理"的人数 1242 人，占总人数的 51.03%；认为学校体质健康教育制度安排"非常不合理"的人数为 236 人，占总人数 的 9.70%。如图 3-27 所示。

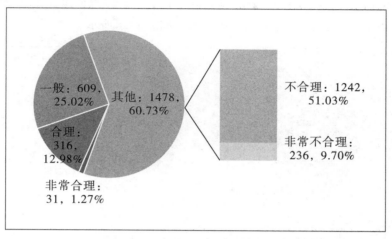

图 3-27　体育教师对学校体质健康教育制度安排的评价

④体育教师对体育课程开设的认知情况

体育教师中认为学校开足上齐体育课程的数量为 2012 人，占总人数的比例为 82.66%；认为没有开足上齐体育课程的数量为 422 人，占总人数的比例为 17.34%。 体育教师一周平均上课的数量 17.12 个课时，每个体育教师的平均教学班额为 59 人/班。 2140 名体育教师（占总人数的比例为 87.92%）每周平均从事课外体育活动指导在 3 课时/周及以上；2269 名体育教师（占总人数的比例为 93.22%）所教授的运动项目数 量在 3 项及以上。体育教师中，认为体育课程经常会被其他课程占用的人数为 76 人，占总人数的比例为 3.12%；偶尔占用的人数为 1659 人，占总人数的比例为 68.16%；从未占用的人数为 699 人，占总人数的比例为 28.72%。体育教师参加培训 的情况相对较好，2154 名体育教师每年都参加培训，占总人数的比例为 88.50%；280 名体育教师两年一次参加相关培训，占总人数的比例为 11.50%。1982 名体育教师 未能享受与其他学科教师同等的待遇，占总人数的比例为 81.43%。2406 名体育教 师支持升学考试中增加体育考试内容，占总人数的比例为 98.85%。全部体育教师 选择参加了《国家学生体质健康标准》测试工作。2019 名体育教师指导学生课余训 练与竞赛，占总人数的比例为 82.95%。

⑤体育教师对青少年学生体质健康教育保障条件的评价

体育教师认为学校体育场馆和器材"能够完全满足"体育课程需要的人数为 31 人，占总人数的比例为 1.27%；体育教师认为学校体育场馆和器材"能够满足"体育课程需要的人数为316人,占总人数的比例为12.98%;体育教师认为学校体育场馆和器材能够满足体育课程需要程度为"一般"的人数为609人,占总人数的比例为25.02%;体育教师认为学校体育场馆和器材"不能够满足"体育课程需要的人数为1224人,占总人数的比例为50.29%;体育教师认为学校体育场馆和器材"严重缺乏"的人数为254人,占总人数的比例为10.44%。如图3-28所示。

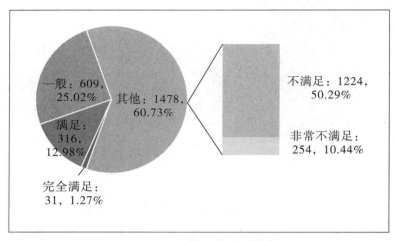

图3-28　体育教师对学校体育场馆和器材的评价

选择学校定期向学生、家长等开展体质健康教育方面宣传的体育教师数量为109人,占总人数的比例为4.48%;选择学校不定期向学生、家长等开展体质健康教育方面宣传的体育教师数量为1460人,占总人数的比例为59.98%;选择学校偶尔向学生、家长等开展体质健康教育方面宣传的体育教师数量为823人,占总人数的比例为33.81%;选择学校从不向学生、家长等开展体质健康教育方面宣传的体育教师数量为42人,占总人数的比例为1.73%。如图3-29所示。

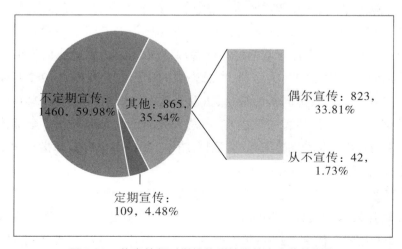

图3-29　体育教师对学校体质健康教育宣传的评价

体育教师认为媒体、社会舆论等对体质健康教育"非常重视"的人数为47人，占总人数的比例为1.93%；体育教师认为媒体、社会舆论等对体质健康教育"重视"的人数为231人，占总人数的比例为9.49%；体育教师认为媒体、社会舆论等对体质健康教育重视程度"一般"的人数为670人，占总人数的比例为27.53%；体育教师认为媒体、社会舆论等"不重视"体质健康教育的人数为1374人，占总人数的比例为56.45%；体育教师认为媒体、社会舆论等"非常不重视"体质健康教育的人数为112人，占总人数的比例为4.60%。如图3-30所示。

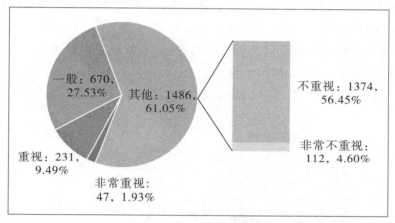

图3-30　体育教师对媒体、社会舆论重视体质健康教育的评价

体育教师认为学生对体质健康教育"非常重视"的人数为29人，占总人数的比例为1.19%；体育教师认为学生对体质健康教育"重视"的人数为196人，占总人数的比例为8.05%；体育教师认为学生对体质健康教育重视程度"一般"的人数为724人，占总人数的比例为29.75%；体育教师认为学生"不重视"体质健康教育的人数为1262人，占总人数的比例为51.85%；体育教师认为学生"非常不重视"体质健康教育的人数为223人，占总人数的比例为9.16%。如图3-31所示。

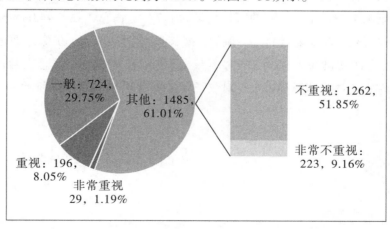

图3-31　体育教师对学生重视体质健康教育程度的评价

（3）学生家长体质健康教育调查结果

家长调查问卷共发放3000份，回收有效问卷2670份，有效率为89%。相关调查结果如下：

①家长对孩子体质健康教育以及体质健康水平的认识

家长认为体质健康教育对孩子"非常重要"的数量为679人，占总人数的比例为25.43%；家长认为体质健康教育对孩子"重要"的数量为1040人，占总人数的比例为38.95%；家长认为体质健康教育对孩子重要程度"一般"的数量为717人，占总人数的比例为26.85%；家长认为体质健康教育对孩子"不重要"的数量为213人，占总人数的比例为7.98%；家长认为体质健康教育对孩子"非常不重要"的数量为21人，占总人数的比例为0.79%。如图3-32所示。

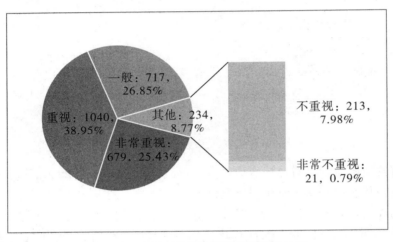

图3-32　家长对孩子体质健康教育的认识

家长认为体质健康水平对孩子"非常重要"的有997人，占总人数的37.34%；认为体质健康水平对孩子"重要"的家长数量为1177人，占总人数的44.08%；认为体质健康水平对孩子的重要程度"一般"的家长数量为462人，占总人数的比例为17.30%；认为体质健康水平对孩子"不重要"的家长为34人，占总人数的比例为1.27%；没有家长认为体质健康水平对孩子非常不重要。如图3-33所示。

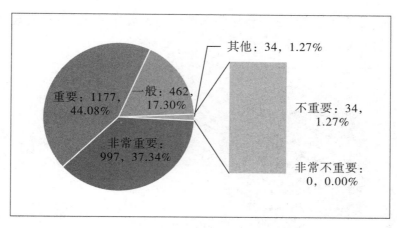

图 3-33　家长对孩子体质健康水平重要性的认识

家长对学校体质健康教育工作的评价为"非常好"的数量是 116 人,占总人数的比例为 4.34%;家长对学校体质健康教育工作的评价为"好的"数量是 1036 人,占总人数的比例为 38.80%;家长对学校体质健康教育工作的评价为"一般"的数量是 875人,占总人数的比例为 32.77%;家长对学校体质健康教育工作的评价为"差"的数量是 519 人,占总人数的比例为 19.44%;家长对学校体质健康教育工作的评价为"非常差"的数量是 124 人,占人数的比例为 4.64%。如图 3-34 所示。

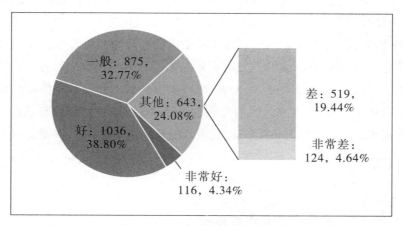

图 3-34　家长对学校体质健康教育工作的满意程度

②家长对孩子参加体育锻炼的态度以及相关条件的评价

家长"非常支持"孩子参加体育锻炼的人数为 366 人,占总人数的比例为13.71%;家长"支持"孩子参加体育锻炼的人数 1267 人,占总人数的比例为 47.45%;家长对孩子参加体育锻炼的支持程度为一般的人数为 755 人,占总人数的比例为28.28%;家长"不支持"孩子参加体育锻炼的人数为 261 人,占总人数的比例为

9.78%；家长"非常不支持"孩子参加体育锻炼的人数为21人，占总人数的比例为0.79%。如图3-35所示。

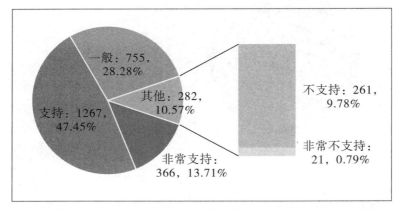

图3-35 家长对孩子参加体育锻炼的态度

家长同孩子一起参加体育锻炼的人数为906人，占总人数的比例为33.93%；未同孩子一起参加体育锻炼的家长人数为1764人，占总人数的比例为66.07%。选择孩子参加社区体育锻炼活动的家长数量为841人，占总人数的比例为31.50%；选择孩子没有参加社区体育锻炼活动的家长数量为1829人，占总人数的比例为68.50%。选择社区为孩子提供了体育锻炼基本条件的家长630人，占总人数的比例为23.60%；选择社区没有为孩子提供体育锻炼基本条件的家长为2040人，占总人数的比例为76.40%。选择学校定期向家庭开展体质健康教育宣传的家长数量为241人，占总人数的比例为9.03%；选择学校不定期向家庭开展体质健康教育宣传的家长数量为869人，占总人数的比例为32.55%；选择学校偶尔向家庭开展体质健康教育宣传的家长数量为870人，占总人数的比例为32.58%；选择学校从不向家庭开展体质健康教育宣传的家长数量为690人，占总人数的比例为25.84%。如图3-36所示。

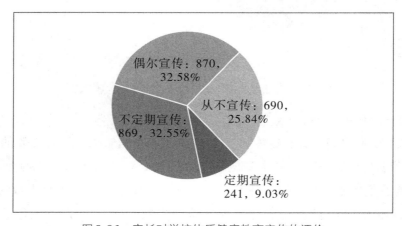

图3-36 家长对学校体质健康教育宣传的评价

3.3　青少年学生体质健康教育现状分析

本部分将从青少年学生体质健康教育的基本情况和青少年学生体质健康教育存在的问题两个方面分析我国青少年学生体质健康教育的现状。

● 3.3.1　青少年学生体质健康教育的基本情况

（1）各类主体对青少年学生体质健康教育的认知喜忧参半

体质健康教育的认知程度存在差异。中小学生、家长以及体育教师对体质健康教育的重要程度认知各不相同。体育教师对体质健康教育的认知程度最高，而体育教师属于体质健康教育从业人员，认知程度高在情理之中。但体质健康教育应作用于青少年学生客体，而作为青少年的中小学生对体质健康教育的认知水平相对较低。体育教师认为体质健康教育重要和非常重要的比例为99.13%，家长认为体质健康教育对孩子非常重要以及重要的比例为64.38%，中小学生认为体质健康教育重要以及非常重要的比例为54.63%，体育教师认为学生对体质健康教育非常重视和重视的比例仅为9.24%。

利益主体的结果导向性明显，各类主体更为关注作为体质健康教育结果的"体质健康水平"情况。各类主体对体质健康水平的重视程度相对高于体质健康教育的认识，中小学生认为体质健康水平重要以及非常重要的比例为54.16%；体育教师认为体质健康水平重要以及非常重要的比例为98.73%；家长认为体质健康水平对孩子非常重要和重要的比例为81.42%。

教育主体认知程度有待优化。本研究虽然未直接对教育主体——学校的体质健康教育进行直接调查，但是，本研究通过学校教育对象——学生等对学校体质健康教育重视的感知反映相关调查结果。从调查结果分析，学校对体质健康教育的重视程度相对较低。中小学生认为学校重视以及非常重视体质健康教育的比例为45.12%；体育教师认为学校重视以及非常重视体质健康教育工作的比例为19.48%。

（2）体质健康教育工作有待深入开展

学校体质健康教育开展相对较差。中小学生认为学校体质健康教育工作开展一般、差和非常差的比例为73.77%；体育教师认为学校体质健康教育工作开展一般、差和非常差的比例为88.58%；家长认为学校体质健康教育工作开展一般、差和非常差的比例为56.85%。

体育课程教学满意度有待进一步提升。中小学生认为学校体育课程教学开展一般、差和非常差的比例为52.19%；中小学生认为体育教师对待工作的态度一般、差和非常差的比例为32.37%；中小学生认为体育教师的专业知识和素养一般、差和非常差的比例为38.08%。

（3）体质健康教育的校内保障有待加强

体育器材和场馆等保障条件有待加强。中小学生认为学校体育器材和场馆能够满足体育课程需要的程度为一般、不满足和非常不满足的比例为68.65%；中小学生认为学校体育器材和场馆能够满足课外体育活动需要的程度为一般、不满足和非常不满足的比例为73.34%；体育教师认为学校体育器材和场馆满足体育课程需要程度为一般、不满足和非常不满足的比例为85.75%。

体质健康制度安排及其执行有待加强。体育教师对青少年学生体质健康教育政策熟悉程度为一般、不熟悉和非常不熟悉的比例为88.29%；体育教师认为学校对青少年学生体质健康教育政策执行和落实一般、差和非常差的比例为92.65%；体育教师认为学校体质健康教育制度安排一般、不合理和非常不合理的比例为88.75%。

体育教师工作量大，待遇有待提升。体育教师一周平均上课的数量17.12个课时，每个体育教师的平均教学班人数为59人/班。87.92%体育教师每周平均从事课外体育活动指导在3课时/周及以上；93.22%体育教师所教授的运动项目数量在3项及以上。体育教师参加培训的情况相对较好，88.50%的体育教师每年都参加培训。81.43%的体育教师未能享受与其他学科教师同等的待遇。绝大多数的体育教师承担了《国家学生体质健康标准》测试和指导学生课余训练与竞赛等工作。

（4）青少年学生体育活动参与情况不容乐观

中小学生每天体育活动时间在1小时及以上的比例为32.03%；几乎不活动的中小学生比例为0.56%；每周参加课外体育活动次数为3次及以上的中小学生占18.90%；几乎不参加体育活动的中小学生占3.44%；青少年学生的体育活动参与总体情况不容乐观。

体育课程开设基本达到要求。中小学体育课程开设情况基本达到要求（小学4节/每周、初中3节/每周、高中2节/每周体育课），中小学生每周体育课程为3节及以上的占28.88%；每周体育课程为2节的占总人数的62.28%。选择体育课程完全能上满规定的时间的中小学生数量为27263人，占总人数的96.85%。体育教师中认为学校开足上齐体育课程的数量为2012人,占总人数的比例为82.66%;认为未开足上齐体育课程的数量为422人,占总人数的比例为17.34%。

学校体育活动举办次数较少。学校组织的全校性体育活动次数相对较少,中小学生选择学校每年举办体育活动次数为3次及以上的比例仅占27.83%。

学生参与体育社团的比例较高,并且有较多的学生参加了社会力量举办的体育俱乐部。66.35%的中小学生参加了校内体育社团,24.05%的中小学生参加了校外体育俱乐部。中小学生中在校外参加过体育项目培训的比例为75.70%。

(5)青少年学生体质健康水平有待提升

青少年学生体测成绩不尽人意,体质健康水平有待进一步提升。中小学生体质测试优秀率仅为7.60%,不及格率为15.86%。体育成绩优于体测成绩。中小学生体育课程优秀率为11.33%,中小学生体育课程不及格率为7.23%。学生运动技能掌握数量偏少。中小学生掌握2项及以上运动技能的比例为40.77%,未掌握任何体育技能的中小学生比例为5.30%。

(6)体质健康教育的外部保障条件相对弱化

父母带头示范参加体育活动的比例较低。中小学生父母经常进行体育锻炼的比例为24.49%。家长支持孩子参加体育锻炼的力度有待强化,家长非常支持和支持孩子经常参加体育锻炼的比例为61.16%;支持态度为一般、不支持和非常不支持的家长大有人在,占总人数的比例为38.85%;此外,家长选择同孩子一起参加体育锻炼的比例为33.93%,未同孩子一起参加体育锻炼的家长的比例为66.07%。

媒体和社会舆论等对体质健康教育的重视程度不足。中小学生认为媒体、社会舆论等非常重视和重视体质健康教育的比例仅为28.95%;体育教师认为媒体、社会舆论等对体质健康教育非常重视和重视的比例为仅为11.42%。

学校体质健康教育宣传力度不足。体育教师认为学校定期向学生、家长等开展体质健康教育方面宣传的比例仅为4.48%,与此同时选择从不向学生、家长等开展体质健康教育方面宣传的比例为1.73%。家长认为学校定期向家庭开展体质健康教育宣传的比例为仅为9.03%。

社区青少年学生体育活动严重缺失。在社区经常参加体育活动的中小学生比例仅为27.12%。选择孩子参加社区体育锻炼活动的家长数量为841人,占总人数的比例为31.50%;选择孩子没有参加社区体育锻炼活动的家长数量为1829人,占总人数的比例为68.50%。选择社区为孩子提供了体育锻炼基本条件的家长630人,占总人数的比例为23.60%;选择社区没有为孩子提供体育锻炼基本条件的家长为2040人,占总人数的比例为76.40%。

● 3.3.2 青少年学生体质健康教育存在的问题

本研究在上述问卷调查结果分析的基础上,通过青少年学生体质健康教育的调查、专家访谈以及实地考察等,将青少年学生体质健康教育存在的问题总结如下:

(1)青少年学生体质健康教育管理体系滞后

青少年学生体质健康教育是一个系统工程,优质的体质健康教育离不开科学的管理体系支撑。目前我国体质健康教育管理体系建设滞后,未能有效满足体质健康教育快速发展的要求。第一,青少年学生体质健康教育存在多头管理的问题。教育部门、体育部门、共青团组织等共同管理青少年学生体质健康教育工作,但部门之间的协调机制不健全,未能形成促进青少年学生体质健康教育工作的合力。第二,青少年学生体质健康教育管理理念落后,依然沿用传统的管理方式,未能充分调动青少年学生体质健康教育相关利益主体的积极性。第三,青少年学生体质健康教育管理体系不完善,从管理的计划、组织、领导、控制、创新等职能分析,青少年学生体质健康教育管理系统不健全,尤其是青少年学生体质健康教育的评价及其评价结果应用存在问题,导致未能形成青少年学生体质健康教育管理的"闭合系统"。总体分析,青少年学生体质健康教育应转变传统管理理念,加快建设青少年学生体质健康教育治理体系,促进青少年学生体质健康教育由传统管理向治理转变发展[①]。

(2)青少年学生体质健康教育制度建设不力

分析青少年学生体质健康教育的制度建设问题,主要切入角度包括制度数量多少、制度针对性、制度科学化水平、制度执行过程和制度执行效果。第一,青少年学生体质健康教育制度数量。从《中共中央 国务院关于加强青少年体育增强青少年体质的意见》(中发〔2007〕7号)到《国务院办公厅关于强化学校体育促进学生身心健康全面发展的意见》(国办发〔2016〕27号),从国家到地方政策,关于青少年学生体质健康教育的文件数量众多,充分反映出党和政府对青少年学生体质健康教育的重视以及青少年学生体质健康教育问题的严重性。第二,青少年学生体质健康教育制度的针对性。分析已有青少年学生体质健康教育的相关文件,其主题词多为青少年学生体育、青少年学生体质、青少年学生体质健康、学校体育等,缺乏直接以"青少年学生体质健康教育"为关键词的政策、文件等。青少年学生体质健康教育包括体质健康、学校体育等重要内容,但缺乏专门针对青少年学生体质健康教育的制度;由此可

---

① 王先亮,张瑞林,高岩.青少年体育治理化转型及其对策[J].沈阳体育学院学报,2017,36(2):7-11,19.

见,青少年学生体质健康教育制度的针对性不强,存在本末倒置,重视局部、忽视整体的现象。第三,青少年学生体质健康教育制度科学化水平。政策、制度等因管理中的问题而形成,青少年学生体质健康教育制度的科学化水平通过政策形成过程、现实问题的应对等进行评判。前期青少年学生体质健康教育制度制定过程中,多以政府政策、文件的形式体现,对青少年学生体质健康教育相关利益主体的考虑较少,青少年学生体质健康教育的相关利益主体参与不足。从应对青少年学生体质健康教育现实问题分析,青少年学生体质健康教育制度效果不显著,青少年学生体质健康教育中的问题依然存在。总体分析,青少年学生体质健康教育制度的科学化水平有待加强。第四,青少年学生体质健康教育制度的执行过程。一方面是青少年学生体质健康教育的制度众多,另一方面是青少年学生体质健康教育的问题仍旧突出,充分反映出青少年学生体质健康教育制度执行问题。青少年学生体质健康教育制度执行不力,有制度无执行、有制度无效果的问题明显,提高制度的执行力成为当前青少年学生体质健康教育的重要任务。第五,青少年学生体质健康教育制度执行效果。执行力不足,导致青少年学生体质健康教育执行效果不显著,青少年学生体质健康教育仍处于低层次发展的状态。一方面,青少年学生体质健康教育仍属于素质教育的短板和弱势领域,青少年学生体质健康教育水平落后;另一方面,青少年学生体质健康问题仍旧突出,最新的青少年学生体质健康监测结果便是较好的例证,近视、肥胖等问题困扰青少年学生,其身体机能、身体素质、运动能力仍旧处于较低水平。

(3)体质健康教育认知水平有待提升

认知是形成信念、促进行为的前提,合理的体质健康认知有利于促进青少年学生体质健康教育学习的主动性,有利于促进青少年学生形成科学的体质健康理念和良好的体质健康行为。从问卷调查结果分析,青少年学生、体育教师、家长对青少年学生体质健康教育认知各不相同,但从总体上分析,认为青少年学生体质健康教育重要和非常重要的人群比例不高,说明相关主体对青少年学生体质健康教育的重视程度不足,对青少年学生体质健康教育的认知有待加强。各类相关利益主体对青少年学生体质健康水平的重视程度高于体质健康教育,反映出人们关注结果但忽视过程的心理状态。此外,青少年学生体质健康教育认知水平提升的途径有待畅通,以各类媒体、社会舆论为代表的体质健康教育宣传途径不完善,媒体和社会舆论等对青少年学生体质健康教育的重视程度不足、宣传力度较弱,不利于塑造良好的社会氛围,不利于青少年学生体质健康教育认知水平的提升。

（4）学校体育工作有待全面强化

学校体育工作是青少年学生体质健康教育的主渠道，青少年学生体质健康教育问题与学校体育工作开展关系密切。从当前我国学校体育工作总体情况分析，学校体育工作存在问题众多，亟须全面改进学校体育工作，强化青少年学生体质健康教育。第一，体育教学质量有待提升。体育课程改革、快乐体育等多元体育思想充斥在学校体育之中，看似学校体育表面繁荣，但实质上体育教学质量不高的问题一直困扰着学校体育教学。体育课程设置不足、体育课程被占用等老问题仍然存在，尤其是在乡村中小学。第二，课外体育活动无法保障。由于学业负担过重，学生参与体育活动的时间有限、场地缺乏、指导不足等限制，课外体育活动基本条件无法保证，"每天活动1小时"的政策落实情况也存在问题。第三，课余训练与竞赛、学校体育活动、体育社团建设等弱化，学生参与积极性不足，各类体育活动的开展不力，大型活动中学生参与比例过低。

（5）学校体育保障体系亟待完善

学校体育保障体系包括的人、财、物等条件，是支撑体质健康教育的重要基础，目前分析，学校体育保障体系还相对薄弱。第一，体育师资队伍建设严重滞后。体育教师配备不足，体育教师招聘数量偏少，体育教师与学生之间的师生比过高，体育教师承担的工作量大，同时无法享受与其他学科教师的平等待遇。甚至，调查中发现部分学校未配备体育教师。第二，体质健康教育经费不足。体质健康教育经费标准不明确，没有专门的经费保障体质健康教育，经费短缺问题在青少年学生体质健康教育中成为普遍现象。没有经费的保障，体质健康教育工作开展难以有效落实，教育质量也难以保障。第三，体育场地设施等条件基础差，尤其是乡村中小学，体育场地不足、人均体育场地面积过小等制约体育课程和课外体育活动的开展。

（6）体育文化与体质健康教育结合不紧

体育文化建设是青少年学生体质健康教育的重要环境条件，围绕青少年学生体质健康的良好体育文化氛围尚未形成，制约着青少年学生体质健康教育的进一步深入开展。一方面是青少年学生体育、医学、健康领域的专家学者呼吁重视青少年学生体质健康教育，另一方面是部分主体漠视青少年学生体质健康教育工作，分析其中的原因，关键在于体育文化的缺乏，以致未能形成共同重视青少年学生体质健康教育的文化氛围。第一，重视青少年学生体质，但缺乏文化意识。提到青少年学生体质，各类主体都予以重视，但具体开展工作，则忽视青少年学生体质健康；并且开展青少年学生体质健康教育工作的主体缺乏文化意识，未通过体育文化建设宣传青少年学生体质健康教育,忽视体育文化对良好环境氛围的塑造作用。第二,青少年学生体育文化建设不力,缺乏明确的主题和响亮的口号,以及与文化相关的制度、行为和物质条件,在一定意义上,当前并未形成真正的青少年学生体育文化。第三,青少年学生体育文化与体质健康教育之间的关系处理不当。体育文化与体质健康教育之间是相互促进的关系,体育文化促进体质健康教育,体质健康教育中宣传体育文化,但是当前青少年学生体育文化与体质健康教育之间的良性互动关系并未形成。

(7)体质健康教育中家庭支持力度不足

家庭支持是体质健康教育的重要环节,家庭成员良好的体质健康观念以及行为势必有助于家庭成员之间形成相互支持、互动与促进的关系。从调查问卷结果分析,父母参与体育锻炼的比例较低,体育锻炼行为习惯不佳,未能身体力行和带头实践,对学生体质健康教育观念以及行为的形成不能很好地产生榜样效应;并且,父母支持青少年学生经常参与体育锻炼的比例较低,直接影响青少年学生体育行为。由此判断,青少年学生体质健康教育中父母和家庭支持环节相对薄弱,未能为青少年学生积极参与体质健康教育并形成良好的体育习惯提供有力的支撑。家庭、学校与社区是构成体质健康教育的主阵地,任何一个主体职责的缺失都将影响体质健康教育的质量与效果。

(8)体质健康教育中社区体育亟待加强

社区是青少年学生生活的重要场所,社区体育在体质健康教育中具有重要的地位与作用。第一,社区体育在青少年学生体质健康教育组织方面存在缺位的问题,社区未能有效承担起青少年学生体质健康教育的职责,体质健康教育宣传、体育活动组织、体育活动指导等方面工作相对薄弱。第二,社区在青少年学生体质健康教育条件保障方面存在问题,未能很好地为社区青少年学生提供体育场地和健身条件等,青少年学生体育活动场所等在社区得不到保障,无法有力支持青少年学生校外体育活动的开展。第三,社区体育与学校体育、家庭体育的结合不力,未能形成学校、家庭和社区共同开展青少年学生体质健康教育的协调机制,青少年学生体质健康教育存在盲点和空白区。

3.4 本章小结

本章通过全国性青少年学生体质健康教育现状调查,对我国青少年学生体质健康教育的基本情况和现实问题有了充分了解。调查对象包括了青少年学生体质健康教育的主要利益相关者——体育教师、家长和学生,采用分层抽样的形式选取了全国有代表性的10个省(自治区、直辖市)进行了问卷调查。

调查结果显示:(1)各类主体对青少年学生体质健康教育的认知情况喜忧参半,不同主体对体质健康教育的认知程度存在差异,青少年学生和家长的体质健康教育认知水平有待提高,各利益主体对青少年学生体质健康教育认知的结果导向性明显,各类主体更为关注作为体质健康教育结果的"体质健康水平"情况。(2)体质健康教育工作有待深入开展,学校体质健康教育开展相对较差,体育课程教学满意度有待进一步提升,青少年学生和家长的认可度不高。(3)体质健康教育的校内保障有待加强,体育器材、场馆等保障条件薄弱,未有效满足体育课程教学和课外体育活动的需要。体育文化氛围对体质健康教育的引导和发展作用未能有效发挥。体质健康制度安排及其执行有待加强。体育教师工作量大,待遇有待提升。(4)青少年学生体育活动参与情况不容乐观,体育课程开设基本达到要求,但体育课程质量仍需提高。学校体育活动举办次数较少,参与学生数量有待增加。学生参与体育社团的比例较高,并且有较多的学生参加了校外体育俱乐部。(5)学生体质健康水平较差。青少年学生体测成绩不尽人意,体育课程成绩优于体测成绩,学生运动技能掌握数量偏少。(6)体质健康教育的外部保障条件相对弱化,父母带头示范参加体育活动的比例较低,对青少年学生体育锻炼支持力度不够,媒体和社会舆论等对体质健康教育的重视程度不足,学校体质健康教育宣传力度不足,社区青少年学生体育活动严重缺失。

青少年学生体质健康教育存在的问题为:(1)青少年学生体质健康教育管理体系滞后。第一,青少年学生体质健康教育存在多头管理的问题。第二,青少年学生体质健康教育管理理念落后。第三,青少年学生体质健康教育管理体系不完善。(2)青少年学生体质健康教育制度建设不力。第一,青少年学生体质健康教育制度数量众多。第二,青少年学生体质健康教育制度的针对性不强,存在本末倒置,重视局部、忽视整体的现象。第三,青少年学生体质健康教育制度科学化水平不高。第四,青少年学生体质健康教育制度执行不力,有制度无执行、有制度无效果的问题明显。第五,青少年学生体质健康教育制度执行效果较差。(3)体质健康教育认知水平有待提升,对青少年学生体质健康教育的认知有待加强。媒体和社会舆论等对青少年学生体质健康教育的重视程度不足、宣传力度较弱。(4)学校体育工作有待全面强化。第一,体育教学质量有待提升。第二,课外体育活动无法保障。第三,课余训练与竞赛、学校体育活动、体育社团建设等弱化。(5)学校体育保障体系亟需完善。第一,体育师资队伍建设严重滞后。第二,体质健康教育经费不足。第三,体育场地设施等基础条件差。(6)体育文化与体质健康教育结合不紧。第一,重视青少年学生体质,但缺乏文化意识。第二,青少年学生体育文化建设不力。第三,青少年学生体育文化与体质健康教育之间的关系处理不当。(7)体质健康教育中家庭支持力度不足,未能为青少年学生积极参与体质健康教育并形成良好的体育习惯提供有力的支撑。(8)体质健康教育中社区体育亟待加强,社区体育缺位、社区体育保障不力、社区体育与学校体育、家庭体育的结合不力等问题明显。

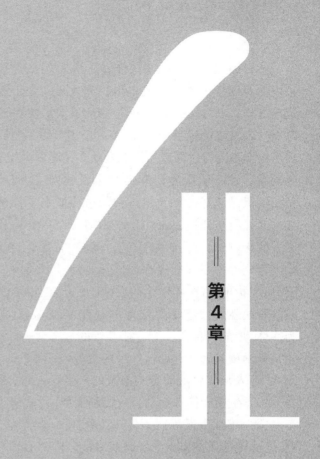

第 4 章

青少年学生锻炼行为
促进模型构建

据最新全国学生体质与健康调研结果来看,青少年学生体质健康水平下滑趋势得到了有效的遏制,但是形势依然严峻。党和政府高度重视青少年学生体质健康并密集发布系列政策,然而社会、学校、家庭各自为战,三者协同促进青少年学生体育锻炼与体质健康的局面仍未形成。因此,在该社会背景和现实困境下,本章以交互作用理论为基础,并结合健康信念理论和自我效能理论,研究社会、学校、家庭对青少年学生体育锻炼的影响,试图构建新型青少年学生锻炼行为促进模型,并提出科学的干预策略,旨在有效促进我国青少年学生的体质健康水平。

体育锻炼所承载的健身价值及其在关照、监控和提高人的生命质量方面的特殊护佑功能,得到了前所未有的发掘和认同。[①]与此形成鲜明反差的是我国青少年学生运动参与水平依然低下,运动健身的氛围不够浓郁,体质健康状况令人担忧。在试图改变这一窘境的过程中,政府不可谓不负责,家长和体育老师不可谓不努力,社会各界不可谓不支持。但现实情况是众多针对青少年学生体质健康改善的政策和措施收效甚微。究其原因,本研究认为,目前我们还缺乏对青少年学生锻炼行为影响因素的全面认识,尚没有从内部心理和认知层面,探寻出诱发锻炼行为的核心动力机制。

斯托科尔斯(Stokols)的交互作用理论指出,锻炼行为的发生和坚持除了受个体因素的影响外,还受到来自学校、家庭、社区、组织和人群等环境因素的影响,且各影响因素间并不是孤立存在的,而是一种相互影响、共同作用的复杂动态系统。毛振明[②]研究指出,青少年学生体质健康促进工作要想取得良好的教育效果,学校体育必须摆脱狭隘的教育观念,将家庭教育、社会教育,尤其是大众传播媒介的隐性教育融为一体,形成一种全社会齐抓共管的教育合力。章建成[③]等人从终身体育的角度构建了集学校教育、家庭教育、社区教育为一体的青少年学生体质健康教育理论模型。郑兵[④]等人从体育活动影响因素的多维度视角,建构了家庭、学校、社会三位一体的青少年学生阳光体育活动长效机制模型。

青少年学生锻炼行为促进工作除了受学校、家庭和社会等外部环境因素的影响,还受到体质健康信念和自我效能等内部心理机制作用的调控。20世纪50年代,美国心理学家罗森斯托克(Rosenstock)最早提出了"健康信念模式"理论,指出个体行为受到个人信念强度的影响,个体是否接受或实践健康行为,会受个体的认知水平调节以及行动可能性影响。[⑤]该理论作为预测人的行为变化或指导行为干预的理论模型,经过半个多世纪的应用和发展,在众多领域获得成功,成为较成熟的健康行为理论之一。"自我效能"这一概念是由美国心理学家班杜拉(Bandura)首先提出的,其内涵可以界定为:个体对自己在一定水平上完成某一活动所具有的能力判断、信念或自我把握的程度。[⑥]班杜拉(Bandura)研究指出,自我效能对于促进锻炼行为的

① 石振国,孙冰川,田雨普,等.我国五城市居民休闲体育现状的调查分析[J].武汉体育学院学报,2007,41(4):84-90.

② 毛振明.探索成功的体育健康教学[M].北京:北京体育大学出版社,2001:76-90.

③ 章建成,平杰,任杰,等.中、小学生体质健康教育模式的构建及干预策略分析[J].体育科学,2012,32(12):15-23.

④ 郑兵,罗炯,张驰,等.学校、家庭、社区一体化促进青少年阳光体育活动长效机制的模型构建[J].体育学刊,2015,22(2):63-71.

⑤ Rosenstock I M. The Health Belief Model and Preventive Health Behavior [J]. Health Education Monographs,1974,2(4):354-386.

⑥ Bandura A.Self-efficacy:Toward a Unifying Theory of Behavioral Change[J].Psychological Review,1977,84(2):191-215.

发生及提高行为的持久性起关键作用,是保持和增加锻炼行为的强化因素。[①]换而言之,个体的自我效能水平与行为执行能力呈正相关关系,自我效能高的人更容易克服困难执行行为,故参加体育活动或坚持体育锻炼的机会也就越大。[②]有研究表明,人们从健康教育获得的知识和技能并不能总是转化为健康行为,[③]要使健康教育影响个体行为并使其采纳,需要不断强化体质健康信念教育,而体质健康信念又会直接影响个体的自我效能水平,进而影响锻炼行为。因此,体质健康信念和自我效能是促进青少年学生参加体育锻炼并形成运动坚持的核心要素。

4.1 研究方法

● 4.1.1 研究对象

为了使所抽取的样本能够客观、真实地反映研究对象总体特征,本研究在调查地点和对象的选择上,综合考虑地区差异、城乡差异和性别差异的影响,采用分层整群抽样的方法,抽取北京市(发达地区)、济南市(较发达地区)、贵阳市(欠发达地区)的城镇和农村部分初中一、二、三年级和高中一、二、三年级在校青少年学生为研究对象,年龄12~18周岁。发放和回收问卷共1056份,去除不完全作答、随意作答和诚实性检验不合格的问卷,获得有效问卷共计878份。其中,城镇学生515人、农村363学生;初中生496人、高中生382人;男生462人、女生416人。

● 4.1.2 测量量表

(1)"三位一体"青少年学生锻炼行为交互作用问卷

该问卷为自编量表,由学校体育、家庭教育、社会环境3个分量表组成。经因子

[①] 谢红光.体质健康信念对体育锻炼行为意向及行为习惯的影响[J].体育学刊,2013,20(4):100-105.

[②] 余玲,夏君玫,张伟伟.运动干预对弱体质学生群体心理健康和自我效能感的影响[J].武汉体育学院学报,2013,47(8):73-76.

[③] 曹仲辉,钱霞,谭彩,等.健康技能在健康知识与健康行为间的中介效应研究[J].中国健康教育,2011,27(6):477-479.

分析和验证发现,学校体育维度由体育教学、学校保障、制度安排和运动认知4个潜在因子组成,包括13个条目;家庭教育维度由家长影响、家庭支持和生活方式3个潜在因子组成,包括9个条目;社会环境维度由社区体育、体育文化和社会舆论3个潜在因子组成,包括7个条目。采用利克特(Likert)的5点计分法,正向题从"完全不符合"到"完全符合"分别计1分到5分;负向题从"完全符合"到"完全不符合"分别计1分到5分。问卷经过信、效度检验以及模型修正,均达到统计学要求。

(2)体质健康信念量表[①]

选用戴霞、尹洪满和朱琳编制的"体质健康信念量表",由5个分量表组成,共24个条目。计分方法:每个条目采用5级记分法,各条目分项得分相加为分量表得分,分量表得分之和为量表总分。得分越高,表示希望获得体质健康的健康信念越强。

由于原量表设计针对的人群为大学生,因此,为了确保研究的科学性和严谨性,在正式调查前,对该量表进行验证性因子分析。依照修正指数和标准化负荷予以模型修正,[②]去除第6题(每次患病令我感到后怕),修正后模型的拟合指数为:$\chi^2/df=1.34$,$RMSEA=0.085$,$CFI=0.920$,$NFI=0.921$,$RFI=0.946$,$IFI=0.920$,$GFI=0.924$,说明量表的结构效度较高,达到了研究要求。5个分量表,即知觉锻炼益处、体质评价态度、体质强弱与患病易感性、知觉疾病与体弱的严重、评价结果关注,克朗巴赫(Cronbach's Alpha)信度系数分别为:0.76、0.77、0.76、0.82、0.90。

(3)自我效能量表[③]

选取于春艳编制的"青少年学生运动自我效能量表",该量表由6个分量表组成,共24个条目。计分方法:每个条目采用5级计分法,各条目分项得分相加为分量表得分,分量表得分之和为量表总分。得分越高,代表自我效能水平越高。

对该量表进行验证性因子分析发现,模型拟合度较好,拟合指数为:$\chi^2/df=1.306$,$RMSEA=0.074$,$CFI=0.929$,$NFI=0.924$,$RFI=0.913$,$IFI=0.929$,$GFI=0.944$。6个分量表,即人际交流、身体健康、休闲愉悦、体育适能、情绪效能、生活评价,克朗巴赫(Cronbach's Alpha)信度系数分别为:0.87、0.93、0.88、0.82、0.90、0.87。

---

① 戴霞,尹洪满,朱琳.大学生体质健康信念量表的编制与初步应用[J].北京体育大学学报,2011,34(12):72-74.

② 项明强.促进青少年体育锻炼和健康幸福的路径:基于自我决定理论模型构建[J].体育科学,2013,33(8):21-28.

③ 于春艳.青少年运动自我效能量表之初步编制与应用[J].首都体育学院学报,2014,26(3):265-274.

（4）体育锻炼量表①

选用戈丁（Godin）和谢帕德（Shephard）编制的"业余时间体育锻炼量表"。该量表要求受试者回答："1周内进行了多少次15分钟的剧烈运动（计为a值）、多少次15分钟的适度运动（计为b值）和多少次15分钟的轻度运动（计为c值）。"最后，体育锻炼分数计算公式为$9a+5b+3c$。

• 4.1.3 统计方法

根据研究需要，将有效问卷进行重新编码，抽取奇数号问卷（439份）进行观测指标筛选、提取因子和建立假设模型；抽取偶数号问卷（439份）进行验证性因子分析，检验模型的适配性。所有数据采用SPSS 22.0统计软件和AMOS 22.0软件进行数据的统计分析。

4.2 青少年学生锻炼行为促进模型设计与建构

• 4.2.1 "三位一体"青少年学生锻炼行为交互作用问卷的因子分析和验证

（1）问卷编制

通过文献调研和专家访谈法，记录和整理国内外有关中学生体质健康影响因素的文献、电子资料和专家意见，并对其研究所涉及的内容、方法、层次和水平进行系统的归纳与总结，对该研究领域的研究现状形成理性、科学的把握。结合斯托科尔斯（Stokols）的交互作用理论和前人相关研究成果，提出"学校体育—家庭教育—社会环境"综合交互影响青少年学生锻炼行为的假设思路，自行编制调查问卷。问卷初稿编制完成后，邀请本领域的6位专家对"青少年学生锻炼行为影响因素调查问

---

① Godin G , Shephard R J. A Simple Method to Assess Exercise Behavior in the Community [J]. Canadian Journal of Applied Sport Sciences , 1985 , 10（3）：141-146.

卷"进行评价和修订,并使用特尔菲法,经过多轮反馈来集成专家意见,最终确定问卷条目为65条,再加上4条诚实性检验条目,共计69条。

(2)探索性因子分析

对学校体育、家庭教育和社会环境3个分量表进行KMO系数和球型检验,KMO系数分别为0.878、0.869和0.834,球型检验结果$P<0.05$,说明分量表各条目并非是独立的,观测主变量矩阵有共同的因素存在,适合进行因子分析。对各分量表进行主效应分析和因子分析,进一步对问卷条目进行筛选,并且每筛选一次条目会再进行一次因子分析,剔除因子负荷小于0.50或在两个以上因子都有较高载荷值的观测条目。筛选完成的具体条目载荷值和因子名称见表4-1。

表4-1 青少年学生锻炼行为交互作用条目与因子负荷一览表

条目		因子									
		F1	F2	F3	F4	F5	F6	F7	F8	F9	F10
体育教学	68.体育课上能够轻松掌握体育知识和技能	0.78									
	4.喜欢体育老师	0.68									
	54.体育课学习,增强了对体育的兴趣和爱好	0.53									
运动认知	11.参加体育运动时,感到身心愉悦		0.78								
	1.参加体育运动主要是为了应付考试		0.70								
	62.对擅长的运动项目的技能水平感到满意		0.60								
	15.平均每天课外体育活动的时间在1 h或以上		0.55								
生活方式	46.饮食营养荤素搭配			0.77							
	61.每天睡眠时间达到8 h或以上			0.68							
	36.不良嗜好,如迷恋游戏、电视、小说等			0.60							

续表

条目		因子									
		F1	F2	F3	F4	F5	F6	F7	F8	F9	F10
学校保障	3.校内组织丰富的体育竞赛或趣味体育比赛				0.75						
	6.学校的场地和器材能满足体育课的需要				0.68						
	32.班主任支持参加体育运动				0.56						
社区体育	59.参加社区体育活动					0.65					
	37.社区有体育健身场地和器材					0.57					
	65.社区有社区体育指导员					0.50					
家长影响	30.家长有重文轻武倾向						0.75				
	12.家长和你一起参加体育锻炼						0.61				
	35.家长业余时间参加体育锻炼						0.55				
家庭支持	21.家长鼓励业余时间参加有偿体育培训班							0.60			
	29.家长支持你购买体育用品							0.58			
	34.家长支持你到收费体育场馆参加锻炼							0.55			
制度安排	9.体育成绩影响在校期间的评优、评先								0.70		
	26.学校有课外体育活动的具体规定								0.68		
	7.《国家学生体质健康标准》测试挤占体育课								0.60		

续表

条目		因子									
		F1	F2	F3	F4	F5	F6	F7	F8	F9	F10
社会舆论	13.通过电视或网络观看体育比赛和健身讲座									0.70	
	18.社区或街道有体育健身知识的宣传专栏									0.65	
体育文化	33.周围有浓厚的运动健身氛围										0.75
	44.交流时经常涉及体育方面话题										0.69

由表4-1可知,潜在因子F1是关于体育课的教学效果、学生喜爱程度等,命名为"体育教学";潜在因子F2主要涉及运动参与的体会和感悟等,命名为"运动认知";潜在因子F3主要关于睡眠的时间、饮食营养和不良生活习惯等,命名为"生活方式";潜在因子F4反映的是学校场地和器材配备情况、校园体育开展和班主任支持情况等,命名为"学校保障";潜在因子F5主要涉及社区的场地与器材、活动开展和体育指导员等情况,命名为"社区体育";潜在因子F6主要关于家长的运动习惯和价值取向,命名为"家长影响";潜在因子F7反映的是家庭对于子女参加体育锻炼的经济支持,命名为"家庭支持";潜在因子F8主要涉及学校体育制度建设和内容,命名为"制度安排";潜在因子F9主要涉及社会媒体对于体育赛事和健康知识的传播,命名为"社会舆论";潜在因子F10反映的是体育健身文化的氛围和普及程度,命名为"体育文化"。

(3)青少年学生锻炼行为交互作用测量模型构建与验证

根据探索性因子分析中潜在变量各因子的含义,其中,体育教学、学校保障、制度安排和运动认知4个潜在因子与学校体育高度相关,建立学校体育交互作用测量模型;家长影响、家庭支持和生活方式3个潜在因子与家庭教育高度相关,建立家庭教育交互作用测量模型;社会舆论和社区体育、体育文化3个潜在因子与社会环境高度相关,建立社会环境交互作用测量模型。

运用AMOS 22.0软件对模型进行路径假设的验证性分析,采用极大似然法(Maximum Likelihood Estimation)对模型进行估计,其模型可接受程度的检验依据为拟合指数。拟合指数的具体检验指标和标准如下[①]:χ^2/df是卡方自由度比值,值越小表示模型拟合度越高,卡方自由度比值小于3为模型可接受标准;$RMSEA$(近似误差均方根)是比较理论模型与完美拟合的饱和模型差距程度,$RMSEA \leqslant 0.05$为良好适配,$0.05 < RMSEA < 0.08$为不错的适配,$0.08 < RMSEA < 0.10$为中度适配),$RMSEA > 0.10$为不良适配。此外,CFI(比较拟合指数)、NFI(规范拟合指数)、RFI(相对拟合指数)、IFI(增值适配指数)、GFI(拟合优度指数)等指标也是判断模型拟合程度的主要指标。CFI、NFI、RFI、IFI、GFI的值在0~1之间,通常大于0.9说明模型可以接受,越接近1说明模型拟合程度越好。

①学校体育交互作用测量模型验证

运用AMOS 22.0软件对模型进行验证性因子分析(如图4-1所示),采用极大似然法对模型进行估计,结果显示,模型的拟合度较为理想,模型参数如下:$\chi^2/df=$ 2.747,$RMSEA=0.098$,$CFI=0.943$,$NFI=0.930$,$RFI=0.912$,$IFI=0.944$,$GFI=0.913$。

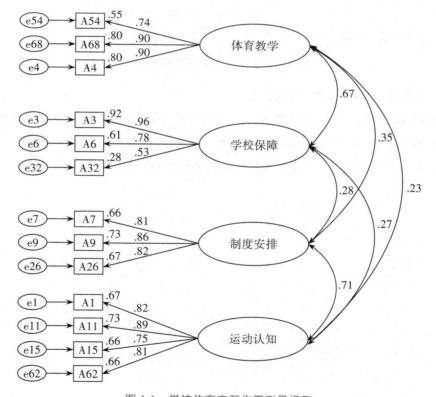

图4-1　学校体育交互作用测量模型

① 李凌,张瑞林,王俊人,等.消费者购买竞猜型体彩偏好路径的实证分析[J].体育与科学,2016,37(2):89-99.

②家庭教育交互作用测量模型验证

运用 AMOS 22.0 软件对模型进行验证性因子分析(如图4-2所示),采用极大似然法对模型进行估计,结果显示,模型的拟合度较为理想,模型参数如下:$\chi^2/df=$ 2.857,$RMSEA=0.090$,$CFI=0.984$,$NFI=0.979$,$RFI=0.943$,$IFI=0.984$,$GFI=0.968$。

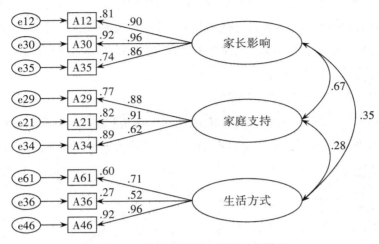

图4-2　家庭教育交互作用测量模型

③社会环境交互作用测量模型验证

运用 AMOS 22.0 软件对模型进行验证性因子分析(如图4-3所示),采用极大似然法对模型进行估计,结果显示,模型的拟合度较为理想,模型参数如下:$\chi^2/df=$ 2.540,$RMSEA=0.089$,$CFI=0.983$,$NFI=0.980$,$RFI=0.939$,$IFI=0.983$,$GFI=0.973$。

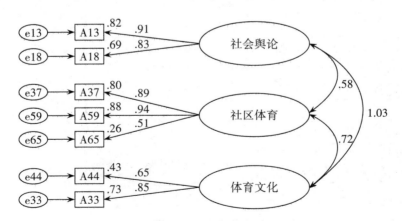

图4-3　社会环境交互作用测量模型

（4）"三位一体"青少年学生锻炼行为交互作用总体模型构建与验证

采用外因潜在变量和内因潜在变量的层次关系来建立青少年学生锻炼行为影响因素假设模型，每一个外因潜在变量与第二层内因潜在变量形成独立的结构关系。[①]将探索性分析所获得的10个因子设为内因潜在变量，将学校体育、家庭教育和社会环境3个因子设为外因潜在变量，建构青少年学生锻炼行为交互作用总体模型，如图4-4所示。

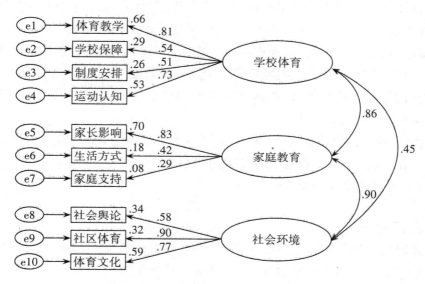

图4-4 青少年学生锻炼行为交互作用总体模型路径及参数估计示意图

运用AMOS 22.0软件对模型进行验证性因子分析，采用极大似然法对模型进行估计，结果显示，模型的拟合度较为理想，模型参数如下：χ^2/df=2.478，$RMSEA$=0.095，CFI=0.967，NFI=0.958，RFI=0.900，IFI=0.967，GFI=0.960。这就很好地验证了"学校体育—家庭教育—社会环境"综合交互影响青少年学生锻炼行为的研究假设，为青少年学生锻炼行为促进模型的构建奠定了坚实的理论基础和提供了重要的数据支撑。

• 4.2.2 青少年学生锻炼行为促进模型建构

（1）模型建构的理论分析

模型建构的理论基础：①斯托科尔斯（Stokols）的交互作用理论强调环境对健康

---

① 宋学岷，赫秋菊，张绍礼.健康促进视域下青少年体质健康教育模式的构建[J].沈阳体育学院学报，2013，32（3）：137-138.

行为的影响和促进,在此基础上,麦克莱罗伊(Mcleroy)在其健康促进生态学模型中进一步指出,环境因素多层面干预要比单层面干预对人的健康行为影响效果要好得多。以上述理论为指导,青少年学生锻炼行为的发生和坚持受多层环境要素的制约,而且这些要素间具有复杂的相互影响关系,为了厘清其关系和影响程度大小,运用结构方程建立关系模型,通过路径和路径系数来反映因子间的彼此联系和影响程度;②贝克尔(Becker)的健康信念模型强调人的态度和信念对其运动参与的重要作用。根据该理论,青少年学生锻炼行为除了受到学校体育、家庭教育和社会环境的影响,更为重要的是,上述外因潜在变量可以通过中介效应(体质健康信念和自我效能)施加影响;③青少年学生体质健康信念的增强可以引发锻炼行为的发生,同时,从更深层意义上讲,健康信念的提升,可以提高自我效能水平,进而激发青少年学生体育锻炼的热情。班杜拉(Bandura)在其研究中指出,自我效能可以作为预测锻炼行为发生和改变的核心变量。

另外,在模型的建构过程中,为了清晰地考察各路径的具体变化,将潜变量"显变量化",在其观测指标的设置上采用"合并项目小组的方式(Parcel),用各项目组的标准化均分作为潜变量的新指标"[1]。

(2)回归分析

运用回归分析法,审视学校体育、家庭教育、社会环境、体质健康信念、自我效能5个自变量对青少年学生体育锻炼行为因变量的预测作用。

由表4-2所示,学校体育、家庭教育、社会环境、体质健康信念、自我效能均对青少年学生体育锻炼行为具有显著正向预测作用。进一步对比发现,在体育锻炼外部影响因素三个方面,学校体育($\beta=0.31$,$P<0.05$)对青少年学生体育锻炼行为的预测能力最强,其次是家庭教育($\beta=0.23$,$P<0.05$),最后是社会环境($\beta=0.21$,$P<0.05$)。

表4-2 体育锻炼外部环境因素、体质健康信念、自我效能对锻炼行为的回归分析一览表

	体育锻炼行为			
	β	t	R^2	F
社会环境	0.21	3.16*		
家庭教育	0.23	3.43*		
学校体育	0.31	6.33*		
体质健康信念	0.12	3.10*	0.014	10.7*
自我效能	0.45	12.75*	0.22	19.99*

注:*表示 $P<0.05$

---

① 侯杰泰,温忠麟,成子娟.结构方程模型及其应用[M].北京:教育科学出版社,2004:77-83.

（3）青少年学生锻炼行为促进模型潜在变量路径分析

根据回归分析和模型建构的理论依据，将学校体育、家庭教育和社会环境设定为潜变量，体质健康信念、自我效能为中介变量，锻炼行为为结果变量。通过AMOS软件对所有变量关系进行运算分析，根据运算结果进行模型的修改和验证，最终得到各变量影响关系模型及其路径系数，如图4-5所示。模型参数为：$\chi^2/df=1.863$，$RMSEA=0.047$，$CFI=0.981$，$NFI=0.961$，$RFI=0.976$，$IFI=0.982$，$GFI=0.954$。上述参数说明青少年学生锻炼行为促进模型拟合度较为理想，达到预期研究设想。根据AMOS软件的运算结果可知，学校体育、家庭教育和社会环境对青少年学生体育锻炼行为的发生具有直接正向影响效应，即"学校体育"→"锻炼行为"直接正向效应量为0.34，"家庭教育"→"锻炼行为"直接正向效应量为0.26，"社会环境"→"锻炼行为"直接正向效应量为0.22。

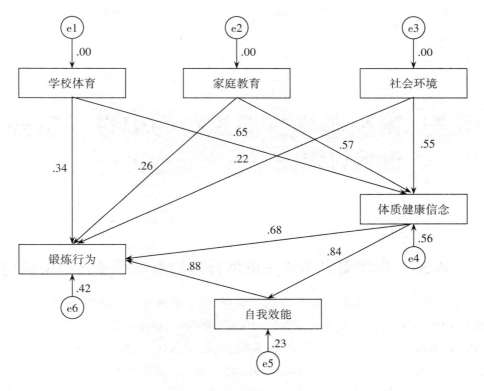

图4-5　青少年学生锻炼行为促进模型路径及参数估计示意图

为了更加清楚和直白地表示各变量之间的关系，将图4-5中各路径系数进行分解，结果显示（表4-3）：学校体育、家庭教育和社会环境对青少年学生体育锻炼行为不仅具有直接效应，还具有中介效应，而且中介效应量要大于直接效应量。

表4-3　青少年学生锻炼行为促进模型各变量间的效应值分解一览表

影响路径	效应量
学校体育→锻炼行为	0.34
学校体育→体质健康信念→锻炼行为	0.65×0.68=0.442
学校体育→体质健康信念→自我效能→锻炼行为	0.65×0.84×0.88=0.480 5
家庭教育→锻炼行为	0.26
家庭教育→体质健康信念→锻炼行为	0.57×0.68=0.387 6
家庭教育→体质健康信念→自我效能→锻炼行为	0.57×0.84×0.88=0.421 3
社会环境→锻炼行为	0.22
社会环境→体质健康信念→锻炼行为	0.55×0.68=0.374
社会环境→体质健康信念→自我效能→锻炼行为	0.55×0.84×0.88=0.4066

4.3 青少年学生锻炼行为促进模型分析与讨论

● 4.3.1 影响青少年学生锻炼行为的潜在因子与模型结构

基于青少年学生锻炼行为交互作用调查,通过对调查结果的统计、整理,利用 SPSS 22.0软件进行因子分析,发现存在10个潜在因子,即体育教学、学校保障、制度安排、运动认知、家长影响、家庭支持、生活方式、社区体育、社会舆论和体育文化。其中,体育教学、学校保障、制度安排和运动认知4个潜在因子与学校体育高度相关;家长影响、家庭支持和生活方式3个潜在因子与家庭教育高度相关;社区体育、体育文化和社会舆论3个潜在因子与社会环境高度相关。基于因子分析结果和验证模型假设,分别建立学校体育、家庭教育和社会环境三个方面的交互作用验证性因子分析测量模型。运用AMOS 22.0软件对模型进行验证性因子分析,结果显示,青少年学生锻炼行为三个环境因素交互作用假设模型与数据适配性较为理想,各条目对青少年学生锻炼行为影响显著。

　　青少年学生锻炼行为交互作用总体模型路径分析发现,外因潜在变量学校体育、家庭教育和社会环境三者之间具有较强的共变联系,其中,学校体育与家庭教育的相关系数为0.86;家庭教育与社会环境之间的相关系数为0.90;学校体育与社会环境之间的相关系数为0.45。这说明青少年学生锻炼行为受到来自学校、家庭和社会三个层次因素的影响,而且三个层次间相互影响、相互渗透、共同作用。从外因潜在变量对内因潜在变量的影响角度审视青少年学生锻炼行为交互作用总体模型,发现学校体育与体育教学、运动认知的路径相关系数达到0.70以上,这说明在学校体育方面,体育教学效果和青少年学生自身的运动认知水平是影响其参与体育锻炼的决定性因素,且体育教学的决定性作用更强。这也很好地解释了国家不断推进和深化体育课程改革,强调体育教学质量和效果的原因。从干预角度,提高青少年学生体育教学效果应该首先被予以突出和强化,探索性因子分析的相关条目(表4-1)已经给出提示:体育教师要树立"以人为本、健康第一"的价值观念,根据学生的兴趣、爱好和认知结构,结合教学内容的相关要求,采用科学合理的手段和方法,培育民主、自由、和谐、互动、合作的体育学习氛围,使学生能够轻松掌握所学的体育知识和技能,增强其运动参与的欲望和兴趣,真正喜欢上体育课。研究中也发现,学生对运动认知的得分较高,这一结果与当前青少年学生运动参与水平低下,体质健康状况令人担忧的局面存在矛盾。换而言之,青少年学生深知经常参加适量的体育运动可以增强体质,增进健康,但并没有真正将体育锻炼行为落到实处,形成有效的运动坚持。这说明青少年学生在运动认知和运动参与之间存在差距。"知—信—行"理论强调,"知"和"行"的转化需要以"信念"为中介,[①]青少年学生在运动认知和运动参与之间缺乏必要的"体质健康信念"。社会认知理论进一步指出,青少年学生的自我效能感也是影响其认知和行为转化的一种关键中介。为了弥补这种差距和鸿沟,本研究在"知—信—行"理论、体质健康信念理论和社会认知理论的指导和启迪下,建构青少年学生锻炼行为促进模型,架起青少年学生运动认知和运动参与之间的桥梁,使青少年学生的认知可以有效转化为锻炼行为。另外,学校的场地和器材配备情况、校园体育活动开展、班主任支持和体育教育制度安排也是影响青少年学生锻炼行为发生的重要因素。从教育干预角度,需要协调处理好上述影响因素,确保青少年学生参加体育运动拥有良好的硬件条件和软件制度保障。

　　在家庭教育方面,涵盖家长影响、家庭支持和生活方式三个方面的影响要素。由表4-1可知,家长影响因子反映出家长的榜样作用、运动陪伴和体育价值取向对

---

　　① 任杰,平杰,舒盛芳,等.青少年体育健康教育模式的构建与干预策略——基于上海地区中、小学生的调查[J].体育科学,2012,32(9):31-36.

子女的锻炼行为影响较大;生活方式因子表明青少年学生的睡眠时间、饮食营养和生活习惯对其锻炼行为具有较大影响;家庭支持因子显示经济支持是制约青少年学生运动参与的重要因素。从干预角度,家长要促进子女的体育锻炼行为,就应该转变"重文轻武"的价值取向,树立"文武并重"的价值观念;为子女提供必要的经济支持,使他们能够体验和享受到高品质的体育健身服务和产品;注重培育子女良好的生活和行为习惯;更为重要的是,家长要严于律己、以身作则,积极参加锻炼活动,为子女树立良好的榜样。共同的运动参与过程,可以增进父子或母子情感,使双方体会到无穷的运动乐趣,从而更好地激发子女的锻炼热情和意愿。

在社会环境方面,存在社区体育、体育文化和社会舆论三个影响要素。其中,社会环境与社区体育的路径系数为0.90,与体育文化的路径系数为0.77,与社会舆论的路径系数为0.58。由表4-1可以看出,社区体育因子反映出社区的场地与器材、体育与健身活动开展以及社区体育指导员配备对青少年学生的锻炼行为影响较大;体育文化因子反映出运动健身氛围对青少年学生的锻炼行为影响较大;社会舆论因子表明体育知识和信息的传播媒介对青少年学生锻炼行为影响较大。从干预角度,政府要做好两方面的工作:一是,政府要积极推崇"健康第一"的价值理念,通过网络、电视、书、报纸、宣传栏等媒介向青少年学生传播健身知识和体育文化,营造良好的健身氛围,予以积极的舆论支持。二是,政府要扩大对社区体育的投资规模,加大体育指导员队伍建设力度,同时充分发挥民间体育组织的作用,组织开展特色鲜明、趣味浓郁的社区体育活动,为青少年学生运动参与提供必要的基本保障以及运动参与载体和平台。

• 4.3.2 学校体育、家庭教育和社会环境对青少年学生锻炼行为的促进作用

回归分析(表4-2)表明,学校体育、家庭教育、社会环境、体质健康信念、自我效能均对青少年学生锻炼行为具有正向预测作用。而且,进一步对比发现,在体育锻炼外部影响因素三个方面,学校体育($\beta=0.31$,$P<0.05$)对青少年学生体育锻炼行为的预测能力最强,其次是家庭教育($\beta=0.23$,$P<0.05$),最后是社会环境($\beta=0.21$,$P<0.05$)。青少年学生锻炼行为促进结构方程模型,也验证了这一预测结果。由图4-5可知,学校体育、家庭教育和社会环境对锻炼行为的直接效应量分别为0.34、0.26、0.22,且效果显著,所以三者对青少年学生锻炼行为促进作用的大小依次是学校体育 > 家庭教育 > 社会环境。

从宏观干预角度,青少年学生锻炼行为促进是一项复杂的系统工程。该工程的顺利实施应以社会环境为基础层,这就要求政府发挥主导作用,明确各职能部门的职权边界,为该工程提供基本的硬件设施保障、科学合理的政策引导和良好的运动健身舆论氛围。同时,政府通过设置专项引导资金和购买公共体育服务等措施,充分调动民间体育组织参与青少年学生锻炼行为促进工程的积极性。家庭教育为发展层,家长要致力于发掘和培养子女的体育兴趣、爱好,通过共同的运动体验和情感交流,提升子女运动参与的内部动机水平。学校体育为创新层,以体育教学、学校保障、制度安排和运动认知为突破口,通过绩效奖励机制,激发体育教师的积极性、责任感和创新意识,使其成为教学革新、学生运动认知水平提升和学校保障优化与制度制定的主导者、推动者和谏言人。综上所述,青少年学生锻炼行为促进工程是以社会环境为基础层,家庭教育为发展层,学校体育为创新层的互动、递进系统。

● 4.3.3 青少年学生锻炼行为促进模型各中介变量的作用

青少年学生锻炼行为促进模型(图4-5)显示,学校体育、家庭教育和社会环境对青少年学生锻炼行为的影响不仅具有直接效应,还存在复杂的中介过程,其影响途径具有以下3条:①直接影响锻炼行为;②通过体质健康信念中介变量间接影响锻炼行为;③通过体质健康信念×自我效能系列中介变量间接影响锻炼行为。对青少年学生锻炼行为促进模型中各路径系数进行分解发现(表4-3),学校体育的中介效应量是0.922 5,直接效应量为0.34;家庭教育的中介效应量是0.808 9,直接效应量为0.26;社会环境的中介效应量是0.780 6,直接效应量为0.22。由此可知,学校体育、家庭教育和社会环境对青少年学生锻炼行为的中介效应量大于直接效应量。这一结果也很好地解释了当前我国青少年学生体质健康状况改善成效缓慢的深层次原因。受"工具主义"教育观和应试教育的长期影响,青少年学生被看作是实现政治、经济或其他特定目的的"产品"进行批量生产,而不是作为有血有肉的"鲜活个体"予以教育,不论是政府体育政策的实施,还是学校体育教学,都是按照"手段—目的"式的硬性规定和要求进行推进,对于学生的内在心理需要满足、体质健康信念培养和自我效能提升关注不够,致使学生只是迫于外在压力而不是由信念、效能等内在动力推动进行体育锻炼,所以青少年学生的锻炼行为难以形成习惯,产生积极、持久的健康促进效果。

从干预角度,体育教师进行教学时,要为学生创设一种真实的问题情境,在这种情境式的学习过程中,教师起辅助、引导作用,不能用教师、课本的权威来压制学生的探索和创新,师生间在"苏格拉底式对话"中相互启发、相互激励,使学生对锻炼行为的价值和作用有更加深入、全面的认识,进而有利于增强学生的体质健康信念。同时,学生信念的增强会提高其运动参与水平和运动认知层次,学生在运动汗水的尽情挥洒中,感受和体验到成功的乐趣,这有助于学生提高对自我运动能力的预期,增强相应的信念,进而使自我效能可以得到很好地激发和强化。教师不再需要和使用制度所赋予的权威逼迫学生参加体育锻炼,一种内在、共生、质感的动力机制在师生间的情感和信息交流与互动中得以确立,学生的运动参与热情也真正得到了彰显和释放。家长也要采用非强迫、控制的方法向子女传授体育知识、技能,分享自身健身经历与体验,帮助子女树立正确的体质健康信念,培养和激发其自我效能感,建立持久、长效的体育锻炼内在动力。

4.4 模型建构结论

(1)通过因子分析与验证发现,青少年学生锻炼行为受到三个层次、十个要素的综合交互影响。三个层次表现在学校体育、家庭教育和社会环境,十个要素分别是体育教学、学校保障、制度安排、运动认知、家长影响、家庭支持、生活方式、社区体育、体育文化和社会舆论。

(2)通过回归分析发现,学校体育、家庭教育、社会环境、体质健康信念、自我效能均对青少年学生锻炼行为具有正向预测作用。进一步比较发现,在锻炼行为外部影响因素三个方面,学校体育对青少年学生锻炼行为的预测能力最强,其次是家庭教育,最后是社会环境。

(3)学校体育、家庭教育和社会环境对青少年学生锻炼行为的影响作用不仅具有直接效应,还可以通过体质健康信念和体质健康信念×自我效能产生中介效应,且中介效应量大于直接效应量。

(4)对青少年学生锻炼行为进行干预,从宏观角度,应以社会环境为基础层,家庭教育为发展层,学校体育为创新层进行系统干预。从微观角度,应重视和强化青少年学生体质健康信念培养和自我效能教育。

4.5 本章小结

　　以交互作用理论为基础,并结合健康信念理论和自我效能理论,采用锻炼行为交互作用、体质健康信念、自我效能、业余时间体育锻炼4个量表对878名中学生进行抽样调查,试图构建青少年学生锻炼行为促进模型,并给出科学的干预策略。结果表明:①青少年学生锻炼行为的发生和坚持受多层因素的影响,而且这些因素间具有复杂的相互影响关系。研究发现,青少年学生锻炼行为受到3个外因潜在变量和10个内因潜在变量的影响。②在青少年学生锻炼行为的3个外部影响因素中,学校体育的影响效应最强,对青少年学生体育锻炼行为的发生具有更好的促进作用。③从内部心理和认知层面讲,青少年学生锻炼行为的发生和坚持受个体体质健康信念和自我效能的影响,上述两个内部心理因素是诱发锻炼行为的核心动力要素。④对青少年学生锻炼行为进行引导和干预,要积极营造良好的社会健身氛围和文化;强化家长示范带动作用,鼓励家长陪伴子女经常进行家庭体育锻炼;充分发挥学校体育的中坚作用,引导青少年学生养成终身体育的意识和能力。另外,要特别重视和强化对青少年学生进行体质健康信念和自我效能教育。

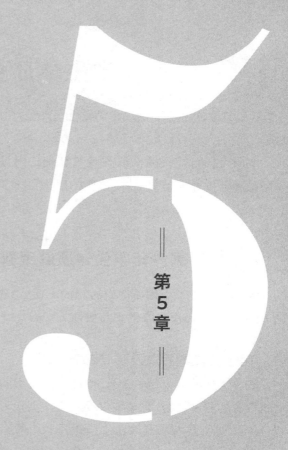

第 5 章

青少年学生体质健康教育
理论创新研究

青少年学生体质健康教育的重要意义在学界获得了认可,但青少年学生体质健康教育实践中的问题却一直悬而未决,其中缺乏科学有效的理论指导是其关键原因,推进理论创新成为当前青少年学生体质健康教育研究的重要使命。创新青少年学生体质健康教育理论,需在清晰认识青少年学生体质健康教育本质、目的和任务的基础上,探讨青少年学生体质健康教育的学习理论、课程理论、教学理论和环境理论,从而形成新型的青少年学生体质健康教育理论体系。

5.1 青少年学生体质健康教育的本质、目的和任务

本质、目的和任务是体质健康教育理论创新的基础和逻辑起点,为此,本研究首先探讨和分析青少年学生体质健康的本质、目的和任务。

5.1.1 青少年学生体质健康教育的本质

探讨青少年学生体质健康教育的本质,需在明确教育本质、体育教育本质的基础上,分析体质健康教育的本质属性。

(1)教育本质以及体育教育本质

教育本质的研究是一个持续性的话题,不同时期的认识不同。教育学家张伯苓从教育者的角度认为"我们不仅要教会学生知识,教会学生锻炼身体,更重要的是要教会学生如何做人",其教育本质论反映了教育的本质性内容和教会学生的目标。从教育的共同属性上,学者们认为教育本质上是"一种有目的、有计划的培养人的实践活动"①。从不同视角教育的理解各不相同,但教育具有两个方面的本质性规定:第一,教育是培养人的实践活动,其本质目的是对人的培养和发展;第二,培养的过程是有目的、有计划的行动,包括了教师的教、学生的学以及二者平等的交流互动过程。

教育活动包括了不同的类型,其中体育教育是教育的重要构成部分。体育教育是通过体育实现对人的培养的过程,其本质从文化、哲学等角度皆可形成不同的理解,总体而言,体育教育的本质是"一种对有价值的文化进行认知和实践的培养人的社会性教育活动"②。体育教育与教育的目的具有一致性,体育教育从本质上通过体育课程的形式实现教育目的。

(2)体质健康教育的本质

体质健康教育首先属于教育的组成部分,其次体质健康教育与体育教育之间具

---

① 赵雪薇,孙迎光.教育概念与教育本质新解[J].上海教育科研,2016(7):18-20.

② 曾玉山.基于西方研究者视角的体育教育本质研究[J].吉林体育学院学报,2016,32(4):6-10.

有密切的联系。体质健康教育是通过采取系列教育措施促进青少年学生达到体质健康理想状态的过程,体质健康教育的本质应包括以下内容:第一,体质健康教育属于教育的范畴,是培养人和发展人的社会实践活动;第二,体质健康教育的目的是促进人体达到体质健康水平的理想状态,即通过教育促进人体达到良好的体质健康水平,并且,其最终目的是促进青少年学生德智体美劳等全面发展;第三,体质健康教育的内容,不仅包括身体机能,也包括身体素质、身体形态、运动能力、心理状态等多个维度的内容;第四,体质健康教育的形式多样,包括体育课程、家庭体育、课外体育活动、社区体育活动等,并且,不仅关注知识的教育,更强调技能的学习与实践,还注重个体行为习惯的养成。为此,可以将体质健康教育的本质总结为:有目的、有计划地通过促进个体体质健康行为培养人的社会实践活动。

● 5.1.2　青少年学生体质健康教育的目的

目的是青少年学生体质健康教育的价值诉求,青少年学生体质健康教育的目的是具有层次性、综合性的系统。青少年学生体质健康教育目的,如图5-1所示。

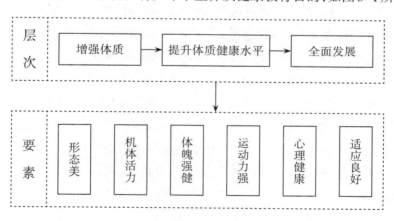

图 5-1　青少年学生体质健康教育目的

(1)青少年学生体质健康教育目的层次划分

从层次上分析,青少年学生体质健康教育分为三个层次。第一层次是增强体质的目的,体质健康教育是为培养和增强个体的体质而形成的教育体系,故增强体质是青少年学生体质健康教育的直接目的,属于第一层次的目的;第二层是提升体质健康水平的目的,增强青少年学生体质是为了提升青少年学生体质健康水平,提升体质健康水平属于体质健康教育的结果性目的,但提升青少年学生体质健康水平不是最终目的,属于青少年学生体育健康教育目的的中间层次;第三层次是促进青少年学生全面发展,体质健康不是孤立存在的健康状态,体质健康是健康的基础,同时又是个体实现全面发展的重要保证,为此,青少年学生体质健康教育的最终目的是通过体质健康教育,增强青少年学生体质,提升青少年学生体质健康水平,从而促进青少年学生德智体美劳等全面发展。

（2）青少年学生体质健康教育构成要素

从构成要素上分析,青少年学生体质健康教育的目的是综合性的,依据学者们相对认可的体质构成要素,体育健康教育目的中应包括六个维度的内容,即身体形态（身体发育水平）、身体机能（身体机能水平）、身体素质（速度、力量、柔韧、灵敏等素质水平）、运动能力（运动能力水平）、心理状态（心理健全水平）和适应能力（对外部环境的适应能力水平）。为此,青少年学生体质健康教育目的是多维度的,包括六个方面的内容:第一,体质健康教育旨在促进青少年学生生长发育,在身高、体重等方面处于良好的状态,实现青少年学生身体形态美,概括为"形态美";第二,体质健康教育旨在提升青少年学生身体机能,提高人体的机能水平,发展心肺功能、新陈代谢功能、抵御疾病的能力等,使青少年学生身体处于良性的活力状态,概括为"机体活力";第三,体质健康教育旨在增强青少年学生的身体素质,通过体质健康教育发展青少年学生的速度素质、力量素质、柔韧素质、灵敏素质等,使青少年学生具备强健的身体素质,概括为"体魄强健";第四,体质健康教育旨在发展青少年学生的运动能力,提高青少年学生奔跑、跳跃、投掷等运动能力,概括为"运动力强";第五,体质健康教育旨在促进青少年学生心理健康,心态平和、心理适应和调整能力强,具有良好的意志品质和应对挫折的能力,概括为"心理健康";第六,体质健康教育旨在提升青少年学生适应环境的能力,青少年学生能适应不同的自然环境、气候条件、天气变化等外部环境条件,概括为"适应良好"。总之,从内容上分析,青少年学生体质健康教育的目的是实现青少年学生形态美、机体活力、体魄强健、运动力强、心理健康和适应良好。

● 5.1.3 青少年学生体质健康教育的任务

任务是目的的逻辑延续和实现路径,青少年学生体质健康教育的任务是以目的为依据的体质健康教育举措。同时,青少年学生体质健康教育的任务应包括行为主体和任务内容,甚至包括时间、地点、任务标准等事项。为此,分析青少年学生体质健康教育的任务,应从行为主体、任务内容等角度进行划分。

（1）行为主体角度的青少年学生体质健康教育任务

青少年学生体质健康教育的行为主体包括了教育者、被教育者和相关群体,教育者为教师(不包括体育教师)、体育教师、体育指导人员、家长等,被教育者为青少年学生,相关群体为体育行政部门、教育行政部门、学校、社区和社会组织等。

教育者在青少年学生体质健康教育中的任务。第一,普通教师。根据国家关于"立德树人"的教育要求,教师不仅仅肩负教书的任务,更承担着育人,体质健康教育是育人的重要内容。班主任、一般任课教师等相关老师,应积极支持学生体育锻炼行为,为学生体育锻炼提供条件和保障,教育学生养成体育锻炼的习惯,在职责范围内督促和管理学生良好的体质健康行为。第二,体育教师。体育教师是青少年学生体质健康教育最重要的主体之一,是体质健康教育的主要承担者。体育教师体质健康教育的任务:认真备课,科学规划体质健康教育课程,设计合理的体质健康教育教案;科学实施体育与健康课程,保证体质健康教育课程质量,确保学生在体育课上提高对体质健康的认知水平,掌握体质健康知识,学会体质健康促进技能等;组织学生课外体育活动,确保学生每天活动1小时;积极组织开展学生课余训练与竞赛,丰富学生课余文化生活;积极参加体质监测等学生体质健康水平评价,服务于体质健康教育工作开展;积极投身于体质健康科学研究工作,不断创新体质健康教育方法、手段和内容等;认真参加各级各类体育教师培训,不断更新知识和提高教育教学能力,使所讲授的体质健康教育课程走在时代的前沿。第三,青少年学生体育指导人员。在学生课余和校外等开展青少年学生体质健康教育工作,其任务为:不断提高知识水平与技能水平,形成指导青少年学生的综合能力;指导学生从事体育锻炼,掌握并提高体育技能;传播体质健康知识,促进学生提高认知水平,并养成自主参加体育锻炼的习惯。第四,家长。家长是青少年学生体质健康教育的重要参与者,家长在体质健康教育中的主要任务:不断提高对体质健康教育的认知水平,与青少年学生一起重视并参与到青少年学生体质健康教育中;在培训、场馆等方面,支持青少年学生积极参与体育活动,加强体育锻炼;督促青少年学生每天锻炼1小时,养成体育锻炼的好习惯;积极投身体育锻炼,带头示范引导青少年学生从事体育锻炼;与学校、教师保持密切联系,协同学校开展好青少年学生体质健康教育工作。

被教育者在体质健康教育中的任务。被教育者是体质健康的客体和作用对象,被教育对象对任务的明确,有利于提高教育质量和效果。被教育者在中小学体质健康教育中主要是青少年学生,其主要任务为:不断提高认识水平,高度重视体质健康教育的重要价值与作用;明确体质健康教育的目的,积极追求体质健康水平的提升;积极参与体质健康教育课程,认真学习体质健康知识,掌握体育项目技能;积极参与课外体育活动,确保每天锻炼1小时;积极养成体育锻炼的行为习惯,树立终身体育的信念,落实好行动计划。

相关群体在体质健康教育中的任务。第一,体育行政管理部门主要负责青少年学生体质健康的指导工作,其主要任务为:发挥体育专业优势资源作用,利用其优秀运动员、教练员、体育指导人员等,为青少年学生提供体育锻炼指导、体育训练指导和体育竞赛指导;发挥体育专业场馆资源优势,为青少年学生课外体育锻炼提供场所,提供体育技能培训等;发挥体育组织资源优势,组织相关青少年学生体育培训活动,组织开展青少年学生体育竞赛活动等;利用体育彩票公益金,积极为青少年学生体育活动提供资助,资助相关青少年学生体育组织、青少年学生个体等为青少年学生体质健康教育服务。第二,教育行政管理部门负责管理青少年学生体质健康教育工作,其主要任务为:统筹规划区域学校体质健康教育工作,指导学校体质健康工作的开展;制定体质健康教育工作政策制度,规范学校体质健康教育工作;积极引导学校不断加强学校体质健康教育工作,提高体质健康教育工作质量与效果;统筹学校体育健康教育工作,促进地区之间学校体质健康教育协调发展;鼓励学校开设校本体质健康教育课程,形成学校体质健康教育特色;加强学校体质健康教育监管,督促学校不断提高体质健康教育水平;督促学校定期开展学生体质健康监测,及时向社会公布监测结果;划拨学校体质健康教育经费,保障学校体育健康教育的基本需求;组织开展学校体质健康教育培训活动,加强各级各类学校体育师资队伍建设;组织开展学校间体育活动,形成良好的学校体育氛围。第三,学校是青少年学生体质健康教育任务的重要承担主体,学校体质健康教育任务为:创造良好的校园体育运动环境氛围,提供必要的体育场地及设施,加大开放和使用力度;发展校园体育文化,形成体育锻炼氛围。加强体育师资队伍引进和建设,支持、监督和管理体育教师开展好体质健康教育课程。加强学生体质健康管理,督促学生积极完成体质健康教育的任务。密切联系家长,积极向家长、学生宣传体质健康的价值及促进措施等,家校合作共同推进学生体质健康教育发展。密切联系社区、体育俱乐部等外部组织,为学生在校外开展体育锻炼提供必要的条件,疏通学校、社区和体育俱乐部等之间的联系渠道。第四,社区。社区是青少年学生体育活动的重要场所和重要组织者,社区在青少年学生体质健康教育中的主要任务:重视社区环境和社区文化建设,形成社区良好的体育文化,引导青少年学生从事体育锻炼;通过加强体育场地和设施建设以及引导社区内单位开放体育场地,保障青少年学生社区体育活动场地及设施需要;加强社区青少年学生体育组织建设,组织引导、支持和指导青少年学生社区体育活动;加强社区与家长、学校的联系,密切关注青少年学生体质健康需求,共同做好青少年学生体质健康教育工作。

（2）任务内容角度的青少年学生体质健康教育任务

对应青少年学生体质健康教育目的的六个维度，从任务内容角度分析，青少年学生体质健康教育的任务也分为六个方面，即塑造青少年学生身体形态、发展青少年学生身体机能、提升青少年学生身体素质、提高青少年学生运动能力、健全青少年学生心理、增强青少年学生适应环境能力。第一，塑造青少年学生的良好身体形态，通过体质健康知识与技能传授，促进青少年学生体育锻炼行为，通过体育锻炼的良性影响，促进青少年学生生长发育，刺激骨骼肌肉的生长，促进青少年学生体重保持在合理的状态，从而实现青少年学生身体形态的健美。第二，发展青少年学生身体机能，通过耐力跑、快速跑、负重练习等各种手段，发展青少年学生的心肺功能，提高心脏供血能力，提高肺活量水平，此外也发展新陈代谢能力，等等，从而全面发展青少年学生身体机能，提高青少年学生机体活力。第三，提升青少年学生身体素质，通过从事体育锻炼和体育行为习惯的养成，不断提高青少年学生的速度素质、力量素质、柔韧素质、灵敏素质等，促进青少年学生形成良好的身体素质。第四，提高青少年学生运动能力，通过体育课程、课外体育活动促进青少年学生掌握运动技能，形成较高水平的运动能力，以运动技能掌握为抓手发展运动习惯。第五，健全青少年学生心理，通过体质健康教育的项目，磨炼青少年学生意志，教会青少年学生调节情绪，形成健全的心理品质，保持健康的心理状态。第六，增强青少年学生适应环境的能力，通过不同环境中的体育锻炼和环境体验等行动，提高青少年学生机体适应能力，可以适应不同的环境。

5.2　青少年学生体质健康教育之学习论

● 5.2.1　20世纪以来主要学习理论的梳理与研究启迪

达尔文的旷世巨作《物种的起源》的问世，冲破了一直阻碍着西方心理学发展的著名假设："人与动物存在着本质的差异。"根据这一假设，人是有自由意志的，其学习行为是心理活动与理智的过程，而动物的学习行为只是具有生物学意义的条件反射和本能展示。达尔文在《物种的起源》一书中提出的"生物进化论"，认为人与动物的学习进化过程都是以自然选择为基础的，并没有本质的差异，从而填补了人与动物之间的鸿沟。这也为早期学习理论的研究扫清了障碍，奠定了坚实的理论基础。一个多世纪以来，各国学者对于该领域的研究脚步一直没有停止，进行了大量而卓有成效的探索和研究工作。由于学者们所采用的研究视角和研究方法有别，再加之对于问题研究的侧重点与兴趣不同，所以就形成了众多流派。本研究总结与梳理了20世纪以来在世界范围产生较大影响的四大学习理论流派，即行为主义学习理论、认知主义学习理论、建构主义学习理论与人本主义学习理论。本研究力图通过对各学习理论的借鉴和引申，科学建构青少年学生体质健康教育的学习理论，实现理论超越和创新。

（1）行为主义学习理论与研究启迪

①行为主义学习理论

a.桑代克试误学习理论。桑代克作为早期的学习理论的奠基人之一，最早提出了学习理论（试误学习理论）。桑代克通过对动物的研究，来揭示和解释动物的学习行为。其中最为著名的是"桑代克迷箱"实验，通过该实验，桑代克得出研究结论：动物的学习过程是一个渐进的尝试错误的过程，是刺激与反应之间的直接联结。[1]在这个过程中，无关的错误反应逐渐减少，而正确的反应最终形成，即基本学习方式为试误学习。

当然，桑代克在后来的研究中，也将人作为受试体，进行了一系列佐证试误学习理论的研究。作为达尔文"生物进化论"的推崇者，桑代克关于学习行为的研究打破了动物与人、本能与理性二元论的束缚。在桑代克看来，人类是通过大自然优胜劣汰的选择从动物进化而来的，人类要生存与发展就要不断地学习与适应环境的变化并可以能动做出改变，人类的这种学习和改变过程是一种自动的、几乎没有意识参与的"刺激—反应"联结的过程，与动物的学习过程相比并没有本质区别，都是通过试误方式进行学习的，只是其复杂程度不同而已。

b.巴甫洛夫条件反射学说。巴甫洛夫采用比较精确而客观的研究方法，通过对狗的条件刺激（铃声或灯光等）与无条件刺激（食物）来研究动物的学习行为，提出了条件反射学说。巴甫洛夫发现，狗在进食时嘴里会分泌唾液。后来，他在喂狗进食之前先摇铃或打开灯光，这样长时间反复实验，最后，即使是在没有食物的情况下，狗听到铃声或看到灯光就会出现嘴里分泌唾液的生理反应。食物是诱发狗产生生理反应的无条件刺激物，铃声或灯光就是条件刺激物。将二者联系在一起，狗就有了生理反应，这种反射是被动的。狗产生生理反应的过程就是一个被动学习的过程。巴甫洛夫对此所进行的实验研究，就是为了分析狗所受到的刺激与反应之间的

---

① 施良方.学习论[M].北京:人民教育出版社,2000:155.

联系,解释和描述狗的刺激辨别学习过程。该学说在研究方法与视角上都有力地推动了学习实验心理学的发展,使学习实验心理学摆脱了长期困扰其发展的唯心主义与内省法的束缚,成为20世纪上半叶学习理论的主要基础之一。

c.华生行为主义学习理论。美国心理学家华生在巴甫洛夫条件反射学说的基础上,1914年在其著作《行为:比较心理学导引》(*Behavior : An Introduction to Comparative Psychology*)一书中系统阐述了他的学习理论,即"刺激—反应学说",常用S—R加以表示。同时,这也标志着早期行为主义学习理论的建立。华生主张对心理学的研究应建立在比较严谨与客观的实验研究的基础上,在其研究中对于学习行为的表示倾向于使用"刺激与反应"和"习惯形成"等术语,反感使用传统心理学的主观"意识""感觉""知觉""心理状态"等这类术语。华生认为人所受到的刺激(环境)决定其反应,有什么样的刺激,就一定会产生什么样的反应,同样根据反应也可以推测出刺激;人类的行为都是后天习得的,环境决定了一个人的行为模式。引用一段华生最为经典的话语来展现其学习理论的精髓,他说:"给我一打健康而又没有缺陷的婴儿,把他们放在我所设计的特殊环境里培养,我可以担保,我能够把他们中间的任何一个人训练成我所选择的任何一类专家——医生、律师、艺术家、商界首领,甚至是乞丐或窃贼,而无论他的才能、爱好、倾向、能力,或他祖先的职业和种族是什么。"

d.斯金纳强化学习理论。从1930年起,在行为主义学习理论的研究中,"强化"一词使用的频率越来越高,这不仅意味着该领域研究的深化和进步,同时也昭示着新行为主义学习理论的出现。其中,最具代表性的人物当数美国的杰出心理学家斯金纳。他在对动物学习行为的刺激与反应的联结中更注重"强化"的作用,提出了操作性条件作用的原理,并指出该原理对动物和人的学习行为都适用。该原理指出,人或动物的行为是其所获刺激的函数,要使学习行为成功,关键在于提供适当的强化,即学习行为的结果是否得到了适当强化物的强化,影响着这一行为重复出现的可能性。

②行为主义学习理论的评析与研究启迪

在行为主义学习理论的研究领域,虽然各专家学者对于学习行为的研究都有其独特视角和侧重点,也提供了不同的研究框架和理论解释。但是,他们的研究都具有一个最本质的共同特点:行为主义者都主要研究有机体的外显行为,认为行为是学习者对环境刺激产生的反应,把环境看作是刺激,把随之而来的有机体的行为看作为反应,只要知道外部刺激(环境),就能控制和预测学习效果。同时,特别强调学习过程中强化的作用,认为学习的本质是刺激(环境)和反应的联结,而强化是实现或加深这种联结的重要手段。

该理论学派最大的不足之处就在于忽视了有机体的内部心理过程对其学习行为的干预和调控,认为有机体的学习行为与内部心理过程无关,反对将意识和内部心理过程作为研究对象。在行为主义者的思维定式中,他们将有机体看作为一个"暗箱",关注的是外部环境刺激使有机体所做出的行为反应以及这种刺激与反应的联结程度与强化手段,对于刺激在人脑中经过怎样的认知、情感体验、价值认同等内部心理过程都不予理睬,认为使用刺激与反应的术语就可以解释人类所有的学习行为,不仅包括人的动作技术习得、技能的掌握,甚至还包括社会与人际关系处理等。这就不免招致人们对该理论的合理性与科学性产生怀疑,因为人的认知与情感、思维与行动、个性特征与社会交往等方面的复杂性和微妙性程度,决非用"联结"和"强化"这把"万能钥匙"就能一一开启的。①

(2)认知主义学习理论与研究启迪

①认知主义学习理论

20世纪50年代中期,布鲁纳、奥苏贝尔等众多著名专家和学者,进行了大量卓有成效并具开创意义的研究工作,使得学习理论的研究继行为主义之后,步入了一个快速发展和成果丰硕的鼎盛时期。

a.早期认知学习理论——格式塔心理学。以德国的韦特墨、苛勒、考夫卡三人为代表的格式塔心理学,其关于学习理论研究的最大成就是对"顿悟"的研究。"顿悟"是指突然发现或感悟到特定情境中问题的解决办法。它是以学习者对特定情境中关键要素的把握以及对关键要素间的相关联系与结构形式的认知为基础,如果学习者的这种把握程度和认知水平高,他就会通过知觉重组或认知重组的形式来实现"顿悟"。至于"顿悟"出现的突然性程度,取决于问题的性质和呈现的方式。学习者由"顿悟"所得到的理解或问题解决的方法,由于真正把握了问题的性质,深刻洞悉了事物之间的关系和呈现方式,所以学习记忆效果最好,不易产生遗忘。它与艾宾浩斯的无意义音节的"遗忘曲线"不同,通过"顿悟"习得的内容,一旦被人掌握后,就会进入永久记忆,同时,也容易被迁移到对其他问题情境的解决中去。

b.认知发现学习理论。杰罗姆·布鲁纳(Jerome Seymour Bruner)通过长期研究,在系统阐述知觉与归类理论、概念获得理论以及表征理论的基础上,逐步建立了"认知发现学习"理论体系,其核心理念主要包括以下几个点。第一,主张学习活动是一个积极、自主的探索过程,而不是一种结果。布鲁纳说:"教一门科目,并不是希望学

---

① 施良方.学习论[M].北京:人民教育出版社,2000:134.

生成为该科目的一个小型图书馆,而是要他们参与获得知识的过程。"①在发现学习的情境中,教师不是直接把知识传授给学生,而是让学生尝试探索,自己动手,边做边思考边探索,通过自己一系列的发现行为来获取知识。学生的学习探索与认知建构强调的是过程、经历与体验,绝不是直接的结果获取。第二,强调"认知结构"在学生学习过程中的显著作用。布鲁纳认为,任何学科都有一定的基本结构,即知识间的相互联系及其规律性。②学生的学习过程就是将学科知识结构转化为自身的认知结构,通过学习的迁移实现知识的灵活运用和创新。第三,强调学习的内在动机作用。布鲁纳发现,学生的学习动机具有多维度、多方面的特点。与诸如谋求好成绩得到教师的表扬、家长的奖励或考上更好的学校等外部动机相比,认知发现学习理论更强调内部动机的作用。布鲁纳将"好奇心"比作学生学习的"内部动机原型",在好奇心的驱动下,学生在探索未知结果的过程中会表现出极大的兴趣,其积极性和主动性也会被充分调动起来,这不仅有利于学生感知和获取信息,通过对信息的加工处理,从而更好地理解、掌握和运用所学知识,而且为矫正性反馈作用的发挥奠定了良好的思想基础和精神准备。

c.认知同化学习理论。1963年,戴维·保罗·奥苏贝尔(David Pawl Ausubel)提出了对当代学习理论具有重要影响和进步价值的"意义语言学习理论"。该理论的核心思想是,影响意义学习发生的最重要因素是学生原有的认知结构,意义学习的过程是原有认知结构对新知识同化的过程,即新知识与原有认知结构能够建立一种非任意性的实质联系,这种联系的结果会导致新知识的内化和新的认知结构生成。奥苏贝尔关于意义学习的重要观点和主张,对当代学习理论的研究和教学实践都产生了深远影响,尤其是他对学习的内部机制——"同化理论"和"先行组织者策略"的经典论述和深刻解读,对教师组织教学内容、设计教学方法、安排教学次序都具有重要的理论意义和现实指导价值。

②认知主义学习理论的评析与研究启迪

认知主义学习理论研究的侧重点和角度与行为主义学习理论不同,注重对行为主义学习理论所忽略的人的内部认知过程的研究。在认知主义学派的理论体系中,各种理论都有其优缺点。布鲁纳的"认知发现学习理论",注重对学生能力的培养,主张让学生自己动手尝试探索,在问题的解决中获取知识,培养能力,这点对于学校教学实践具有重要的启迪意义。但是布鲁纳过于强调学生的发现学习,弱化教师的作用,同时发现学习也具有费时、费力的缺陷,在现实的教学中,完全的发现学习是

① 朱峰.布鲁纳"发现学习论"对我国教育改革的启示[J].重庆科技学院学报(社会科学版),2008(6):188-189.

② 张长路.认知心理学视角下的有效教学研究[D].沈阳师范大学,2010:84.

不存在的。奥苏贝尔关于意义学习的重要观点与主张对当代学校课堂教学理论产生了深远影响,尤其是他对学习动机——"同化理论"与"先行组织者策略"的经典论述,对于教师设计教学内容、安排教学次序具有重要的现实指导意义。同时,奥苏贝尔非常强调学生知识量的获取,认为在学校教学中应以有意义的接受学习为主,但是接受学习忽视了对学生动手能力和创造能力的培养,其缺陷也是不言而喻的。因此,在实际的教育教学工作中,应根据学生已有的知识、技术、技能、认知图式和情感态度等认知结构的内容,将发现学习与接受学习互为补充、有机配合,在问题的解决中培养学生能力,在知识与技能的获取中拓展理论视野与增加认知深度,最终引导学生形成学习的迁移,将所学的内容用于解决新的问题。

认知主义学习理论对本研究的启迪意义:一是,学习行为的发生,外部环境(新知识或信息)只是提供潜在刺激,至于这些刺激是否被内化而引起学习者原有认知结构的改变或重组,这取决于学习者的认知结构。二是,学习的过程是人主动参与、内部激发、整体改变的质变过程,它的形成机理不是环境引起人的反应,而是人作用于环境。三是,认知主义学习理论非常注重对人的内部认知过程的研究,认为学习就是面对当前的问题情境,经过内心积极的组织,从而形成和发展认知结构的过程,强调刺激与反应之间的联系是以意识为中介。①

(3)建构主义学习理论与研究启迪

①建构主义学习理论

20世纪60年代开始,在西方掀起了一股认知心理学的研究高潮,其结果是逐渐形成了建构主义学习理论体系。在建构主义学习理论体系中,最具代表性的两个学习理论:一是皮亚杰的认知发展学习理论;二是维果茨基的社会学习理论。

a.认知发展学习理论。让·皮亚杰(Jean Piaget)是瑞士著名的认知心理学家。他对人类学习行为的研究吸取了德国格式塔心理学派的学习认知观点,对传统行为主义的"刺激—反应联结"学习理论予以批判,认为学习既不起因于主体(学习者),也不起因于客体(环境刺激),而是主体与客体之间双向建构的过程,提出了以动作图式和认知发生、发展为核心的认知发展学习理论。

图式是认知发展学习理论的核心概念之一。在皮亚杰看来,图式是认知结构的核心与起点,是人类认识世界的基础。它是在人的遗传性与获得性基础上而形成的对主观世界与客观世界的认识、理解和思考的方式。因此,图式形成与变化的实质就是认知发生与发展的过程。

---

① 陈飞鸿.课堂教学有效性研究与实践[D].扬州大学,2013:9.

皮亚杰指出："智慧行为依赖于同化与顺化这两种机能从最初不稳定的平衡过渡到逐渐稳定的平衡。"（皮亚杰，1980）也就是说，人类的认知发展是个体与环境双向主动建构的过程，是个体通过同化（有机体利用已有的认知图式把新刺激整合到自己的认知结构中去的过程叫同化）①和顺化（有机体调节自身认知结构以适应环境刺激的过程叫顺化）以适应环境刺激，达到新的平衡状态的过程。具体来讲，当个体遇到新的刺激时，总是先试图通过原有的认知图式，将新的刺激同化到原有图式中，如果新刺激与原有图式之间能够建立起一种相对稳定的联系，成为个体图式的一部分，那么个体同化过程就是成功的，便可以达到一种新的、暂时的平衡；如果原有图式无法同化新的刺激，二者不能建立起联系，个体就会通过对原有图式的修改或重建，做出顺化的选择，以适应环境刺激，达到认知上的新平衡。

b.社会学习理论。维果茨基（Lev Vygotsky）在儿童认知发展与教育心理研究方面的卓越成就，使其成为苏联著名的教育心理学家，同时，也是建构主义学习理论的重要代表人之一。维果茨基从教学与智力发展的角度，提出了"最近发展区"思想。他指出，儿童的现有智力水平与借助别人帮助所能达到的解决问题的较高水平之间的差距，就是"最近发展区"。这种差距正是教师通过有效的教学进行消除的，从而帮助学生尽快达到较高的智力水平，促进学生智力发展。同时，维果茨基也指出，教学不仅决定着儿童的智力水平、内容，而且也决定着智力的发展速度，因此，他提出"教学应走在发展的前面"，以更好地创造"最近发展区"，促进儿童认知水平的提高。维果茨基也非常重视社会文化与教师对儿童智力发展作用方面的研究，提出了"辅助学习"理论观点。此外，维果茨基从知识的社会建构角度指出，在学习的过程中，个体依据原有知识结构对客观知识加以内化，在获得意义的基础上，对个人的主观知识进行再建构，个体依据新的知识结构进一步创造并发展新的知识，由此完成了一个知识建构的循环，同时这种循环在学习过程中是螺旋上升、不断向前发展的。

②建构主义学习理论的评析与研究启迪

该理论体系的内容非常丰富，但其核心思想，我们可以总结提炼为：以学习者的认知发展为中心，强调学习者以原有认知结构为基础，在真实的问题情境中，通过主动探索和发现来解决问题，使学习者在问题的解决中主动建构新知识或新信息的意义，完成主体性建构的过程。②

皮亚杰提出的以动作图式和认知发生、发展为核心的学习理论，指出在课堂教学中，教师应以学生的认知结构为基础，创设一种能够激发学生学习热情的教学情

---

① 王金云.认知学习论对当代建构主义的影响[J].河南师范大学学报（哲学社会科学版），2002（1）：125-126.

② 施良方.学习论[M].北京：人民教育出版社，2000：135，216-222.

境。该情境的成功创设能够使学生产生积极的认知需要作为学习的动力,充分发挥学生的主体性与创造性,使学生在问题的探索与解决中,达成对所获得的新知识与原有知识结构建立实质性联系的意义建构以及对原认知结构的改造和重组,从而使学生建构新知识,提升能力和素养。然而,皮亚杰忽视了社会因素在学生智慧发展中的重要作用,忽视了社会过程和认知过程之间的因果关系,对于教育和教师在学生的智力和认知发展中的重要作用没有引起足够重视。

维果茨基与皮亚杰在对教师作用的评价上存在很大分歧。维果茨基非常重视教师对学生的引导作用,提出了"辅助学习"的概念。在维果茨基的众多研究成果中,对现代课堂教学最具启迪意义的当数他的"最近发展区"思想。秉承这一教学思想,教师在组织教学过程中要创设"最近发展区",协调处理好学生现有知识水平与经过教师帮助可以达到的较高水平之间的差距,为学生提供发展的可能性。遗憾的是,维果茨基仅仅指出了学生智力发展的方向,对其发展的原因并没有给出深刻的解释。

建构主义学习理论对本研究的启迪意义:一是学习是一种主体建构的过程。在学习过程中,教师和学生作为最具活力和主动性的教学因素,在与教学环境进行物质的、能量的和信息的交互过程中完成主体知识的建构。二是学习是一种"内化"和"外化"真实情境的体验。建构主义者认为,只有在真实的问题情境中,学习才会变得高效,学习的过程不仅是知识的"内化",更重要的是要"外化于物",在真实世界的问题情境中,学生通过主动探索和发现来解决问题,同时在问题的解决过程中,完成自身知识体系和认知结构的建构。三是学习以学生的认知结构为基础。学生作为一个鲜活的个体,由于在知识、技能、认知、情感和价值观念等认知结构方面的差异,在学习过程中会表现出不同的特点和个性特征,所以即使是在相同的问题情境中使用相同的教材和背景信息,每位学生对于知识建构的结果也会不尽相同。因此,教师在设计教学目标和教学过程时,要以学生的认知结构和知识水平为基础,尊重学生的个体差异和个性特征。

(4)人本主义学习理论与研究启迪

①人本主义学习理论

20世纪中叶,在美国的心理学研究领域,出现了一支异军突起的学术流派,即人本主义心理学派,该学派成为心理学上继行为主义学派和精神分析学派之后的"第三势力"。人本主义心理学是在对上述两种传统心理学派的挑战和批判中形成和发展起来的,它以马斯洛的自我实现理论和罗杰斯的患者中心疗法为理论基石,侧重于对人本质的研究,主张将人作为完整的人探讨其本性、潜能、情感、价值观念、自我选择与实现等内容。①

人本主义心理学家关于学习的研究,其中,最具代表性的当数美国当代杰出心理学家罗杰斯关于学习的阐述。他在其代表作《自由学习》一书中,系统阐述了关于学习的研究成果,提出了众多具有跨时代和现实指导意义的观点。罗杰斯以"自我实现理论"和"机体潜能说"为基础,提出了"意义学习"的学习观。罗杰斯指出个人都具有自我学习的潜能,这种潜能的发挥可以使整个人(主要是情感和认知两个方面)全身心地投入学习,同时,指出意义学习的本质是人潜能的激发和自我实现高层次需要的满足;学习的过程是在轻松、自由、和谐的环境中,个人不断学习怎样学习的过程;学习的内容是个人认为对自己有价值和意义的题材,而不是那些枯燥乏味的无个人意义的涉及事实累积的学习内容;学习的结果是使个体的行为、态度、个性以及在未来选择行动方针时发生重大的变化,而且这种变化与个人的各部分经验融合在一起②;学习的评价是以自我为中心,采用自评的方式,因为罗杰斯认为只有个体自己才最清楚学习是否满足了个人需要。

罗杰斯的学习观深刻地影响和反映了其教学观,他提出了"以学生为中心"的非指导性教学思想。③他认为学生都有求知上进的潜能,学生是教学过程中的唯一主体,处于教学活动的中心地位。在教学过程中,学生自己选择具有个人意义的学习内容,自己确定学习目标,制订学习方案,自己对学习的结果做出评价。他对教师的地位和作用进行了重新定义,指出教师不再是高高在上的知识拥有者和权威者,而应该是学生学习的"助推器"和"催化剂",其主要任务不是传授学生知识和教授学生学习方法,而是要充分满足学生的好奇心和求知欲,为学生提供各种学习资源和创设良好的学习环境与氛围。简而言之,罗杰斯主张,教学要以学生为中心,摒弃以教师为中心的教育思想,使学生的学习过程具有个人意义,满足学生自我实现的需要。

②人本主义学习理论的评析与研究启迪

教育的改革与进步无时无刻不在呼唤着新的、更加科学的教育理论和思想的出现。罗杰斯的人本主义学习理论是在批判以往学习理论缺点和诟病的基础上建立和发展起来的。其中,有许多先进而科学的学习观点和理念都闪烁着进步的光芒,对教育的改革与实践都具有重要的启迪意义和视野开阔价值。

人本主义学习理论树立了"以学生为本"的教学理念,强调自由、宽松、信任的学

---

① 宁燕珍,韩艳.人本主义的学习论对我国教育改革的启示[J].中国电力教育,2008(3):7-9.

② 施良方.学习论[M].人民教育出版社,2000:383-384.

③ 刘晓明,姚玉红.现代学习论的发展与教学主体观的演进[J].宁波大学学报(教育科学版),2000,22(4):10-13.

习环境对学生的重要作用,重视学生在"有意义的自由学习"中的探索与创新能力的培养,关注学生潜能的释放和自我实现的满足,强调学习的意义不是外化于物,而是学习者赋予物的意义,也就是说,个人的学习效果如何与学习资源的质量和水平无关,重要的是学生要从学习资料中找寻并获取知识的个人意义,这样的学习效果才能达到最佳,习得的知识才会融入学习者的经验体系中,使人终身受益。同时,该理论提倡将认知和情感合二为一,试图通过综合改进和提升学习者的认知、行为、情感、态度、价值观念等方面,培养出"完整的人"。但是,相对于认知方面的研究,罗杰斯更强调情感在学习中的重要作用,认为学生在学习过程中,要和教师、同学、教材以及学习资料等进行充分的情感交流,这样才会更好地促进意义学习的发生。

当然,人本主义学习理论也存在着偏颇之处。首先,笔者认为该理论最大的缺点是对教师作用的忽视和否定,对于学生主体地位的主张和强调是毋庸置疑的,但这并不意味着可以顾此失彼,否定教师的作用和主体地位。因为在教学和学习过程中,学生和教师之间并不是对立的,二者应该是平等、友善的"朋友式"双主体关系。教师主体地位的彰显应该是在对教材和学习资料的正确理解、对教学方法和步骤的科学设计、对教学过程的深刻领悟、对学情和教情充分了解的基础上,对学生的学习环境和氛围进行优化,对学生的学习过程进行引导和启迪,对学生的学习结果进行多维度、多主体式的评价。学生主体地位的树立,人本主义学习理论给予了较为充分的解释,在这里笔者不再赘述。其次,在对学习动力机制的解释上,该理论过分强调了人的自我实现需要的生物学潜能机制,而忽视了社会因素对人的学习和发展的影响和制约。虽然,人本主义学习理论也非常重视良好学习环境的作用,但该理论所指的学习环境只是一种群体小环境,而不是指的是社会大环境。人都是社会人,忽视了这一大前提,该理论研究难免会存在局限性。最后,罗杰斯试图将认知和情感两个方面结合起来,但在理论建构中,他过度强调了情感在学习中的作用,很少触及对认知问题的研究,这也使他走向了另一个极端。

人本主义学习理论对本研究的启迪意义:第一,学习要以学生为中心,学生是学习的主体,学习和教学设计围绕学生中心展开,教师创造良好的环境促进学生学习;发挥学生的主动性和积极性,让学生处于不断思考、不断学习和不断进步的持续过程中。第二,学生学习目的是实现全面发展。注重知识学习的全面性,注重技能掌握的全面,促进个体在不同的领域协调和全面发展,从而使学生各方面都能得到有效发展。第三,学生学习过程的自主性。在教师的引导下,学生自主选择、自主学习,并通过自主性行为学会认识自主责任和承担责任,从而形成良好的自主学习的行为习惯,以提高学生学习的主动性和效益性。第四,发展学生的创造力。塑造注重创新、培养创造力的环境,相信学生具有创造创新的潜力,引导学生创造性发展,培养学生有创造性地学习知识和技能的能力,促进学生最终成为一个具有创造力和解决实际问题能力的人才。

● 5.2.2 体质健康教育学习论之系统结构

体质健康教育属于理论与实践、知识与技能相结合的系统教育体系,体质健康的学习理论应体现出其注重技能与实践的特征。体质健康教育学习论的系统结构要素,应包括体育知识分类、学习过程、学习条件和学习方法。

(1)体育知识分类

目前,在基础教育领域"一线体育教师落后、僵化的知识观和学习观已不能适应学生能动、自主、富于创造性的体育知识学习诉求"。一线体育教师对于体育知识的认知存在理论欠缺,他们一般非常重视对静态的、事实性知识的传授,而对于动态的、"如何做"的动手知识和实践技能则不够关注,对学生体育学习起导向和动力激发作用的精神层面知识更是缺乏培养。体育理论课强调死记硬背,体育实践课注重反复练习,于是原本丰富多彩、趣味盎然的"体育与健康"课程变得暗无声色、沉闷乏味。[①]这就直接导致了青少年学生在体育课堂中避学、厌学情绪的滋生与蔓延,进而造成体育知识学习效果不理想,学生体质健康状况令人担忧的窘境。所以,我们有必要对体育知识予以科学分类,为青少年学生体质健康学习理论的建构做好铺垫。

根据认知心理学家安德森的知识表征理论[②],同时借鉴钟启泉教授的知识分类思想[③],笔者将体育知识分为陈述性体育知识、程序性体育知识和价值性体育知识三类,如图5-2所示。其中,陈述性体育知识是关于"是什么"的体育知识,以命题和命题网络来表征[④],例如"体育可以有效预防疾病"就是一个命题,命题网络是由多个命题组成,而且这些命题之间要形成逻辑上的联系。程序性体育知识是关于"如何做"的体育知识,以生产式和生产式系统来表征,人脑中贮存着一系列以"如果—那么"形式表征的规则,这种规则被叫作生产式,多个生产式的联结就构成了生产式系

---

① 邵桂华.突破重复:超循环视野下的体育教学创造性[J].武汉体育学院学报,2015,49(1):67-72.

② Gross M D, Ervin S M, Anderson J A, et al. Constraints: Knowledge Representation in Design[J]. Design Studies,1988,9(3):133-143.

③ 钟启泉.课程的逻辑[M].上海:华东师范大学出版社,2008:57-68.

④ Koen L, David S. Knowledge, Concepts and Categories[M].Cambridge, Mass: The MIT Press, 1997:216.

统。①程序性体育知识是一种做事的程序,通常表现为一种体育技能和体育认知的策略。价值性体育知识是关于体育意义的知识,以情感、态度和价值观念来表征。这类知识的习得,需要学生从体育知识对个人以及生活世界的意义和价值角度进行体验与感悟,同时这类知识对学生的学习具有价值导向和动机激发作用。②

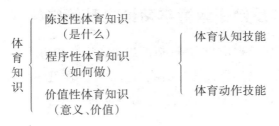

图5-2　体育知识分类图

值得注意的是,上述体育知识分类的方法与传统静态的、针对体育知识内容本身进行分类的方法具有本质的区别。笔者采用动态的观点,从体育知识习得方式的角度予以分类,强调在体育运动过程中实现对陈述性体育知识的理解和记忆、程序性体育知识的习得和掌握、价值性体育知识的体验和感悟,突出上述三类体育知识习得的运动参与特质。

(2)学习过程

虽然家庭教育、社区教育以及社会文化熏陶对青少年学生体质健康知识与技能的学习具有一定的作用,但青少年学生的体质健康知识学习主要发生在学校体育课堂。因此,深入探讨青少年学生体育课堂学习过程更有意义和代表性,同时,也可以引申和迁移到家庭、社区和社会体育知识的学习过程中。

为了使广大一线体育工作者准确把握体育知识学习过程的本质和规律,引导其树立正确的知识观和学习观,笔者借鉴学习论的先进思想和理念,从理论的高度审视青少年学生体育知识学习的过程,并结合学生体育课堂学习的一般规律和特殊要求,尝试建构了青少年学生体育课堂学习过程理论模型③④,如图5-3所示。该模型主要由四个首尾紧密衔接的学习阶段组成,即体育知识表征阶段、体育知识建构阶段、体育知识应用阶段和体育知识创新阶段。

---

① 吴刚平.知识分类视野下的记中学、做中学与悟中学[J].全球教育展望,2013,42(6):10-17.

② 范敏.指向教学行为转变的知识分类:一种分析框架[J].教育科学,2013(3):40-44.

③ 姚玉龙.体育课堂学习任务设计对初中生情景兴趣影响的实验研究[J].体育与科学,2008(5):72-78.

④ 张绍礼.体院技术课实施"知识分类与目标导向教学"的构想[J].沈阳体育学院学报,2001(3):58-60.

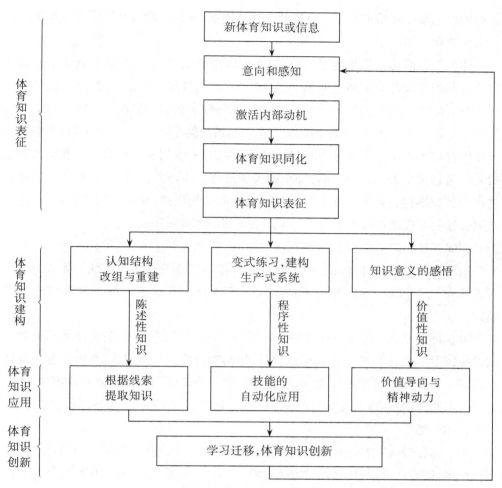

图5-3 青少年学生体育课堂学习过程理论模型

①体育知识表征阶段

学生的体育知识学习始于"意向和感知"过程。学生对体育教师创设的学习情境和提供的学习资源,按照自身原有认知结构和一定意向去感知新的知识或信息。并不是所有新的体育知识或信息都能引起学生注意,只有那些与学生原有知识结构或认知结构产生联系,形成内化趋势的体育知识或信息,才能引起学生的注意,使其产生认知共鸣,进入感知阶段。对于超出学生认知范畴的体育知识或信息,学生会"听而不闻、视而不见",这说明体育教师在进行教学设计时首先要分析学情和教情。

激活内部动机。体育教师创设的学习情境中,那些新的、被感知到的体育知识或信息能够引起学生的"好奇心"。在"好奇心"的驱动下,学生会表现出极大的兴趣,其学习的能动性和自主性被激活。这不仅有利于学生感知和获取信息进而对信息进行加工处理,从而更好地理解所学知识,而且也为体育知识的同化和表征奠定良好的思想基础和精神准备。这样就能够从内部动机上,激发学生体育知识学习的探索精神和求知欲望。①

体育知识同化。学生为了更快、更准确地理解新知,必须使原有认知结构和新的体育知识之间建立实质性联系,完成知识的同化过程。在这个过程中,教师可以在新旧体育知识之间,为学生引入一个形象、易理解的"过渡性知识",启迪学生的学习,使学生更加容易地理解和掌握新的体育知识,这就是奥苏贝尔的"先行组织者策略"。

体育知识表征。在学习的前期基础上,学生进一步对新的体育知识和原认知结构之间进行加工处理,完成体育知识的表征过程。在布鲁纳看来,人类经知觉而将外在物体或事件转换为内在心理事件的过程即认知表征,或称为知识表征。②体育知识表征的完成也意味着学生已初步理解了新的体育知识或信息。

②体育知识建构阶段

运动参与特性是体育知识学习区别于其他知识学习的本质特征。体育知识学习进入第二阶段后,新的知识或信息在人脑中会进入以下三种特定的神经回路模式。

第一部分进入"刺激—强化—反应"的神经回路模式,以命题和命题网络的形式,经过记忆、强化和再现等过程,实现认知结构的改组与重建,学生习得陈述性体育知识。体质健康的相关概念、原则、规则、常识等都属于陈述性体育知识的范畴,这类知识的获取重点在于记忆,但并不是死记硬背,强调在运动参与过程中的体验、理解式的记忆。

第二部分进入"如果—那么"的神经回路模式,学生通过在不同学习情境中的运用和拓展,即变式练习,将命题转变为生产式和生产式系统,完成程序性体育知识的建构。这类知识在人脑中隐性地表现为体育认知技能,在外显性地表现为体育动作技能。为了更加清晰地解释这类知识的习得过程,我们以篮球"三步上篮"技能习得过程为例。体育教师通过篮球课程教学,学生会在大脑中形成一个关于"三步上篮"技术的生产式系统,该系统可以概括为"如果做到一大、二小、三高跳的动作,那么就掌握了三步上篮技术"。但是,有了技术并不代表具备了技能。教师为了让学生头脑中的生产式系统更加准确、协调地指挥人体肌肉活动,还需要进行"变式练习",也就是要变换学习情境,比如"左手上篮情境""右手上篮情境""低手上篮情境""高手上篮情境""教学比赛情境"等。通过变式练习,学生可以将该项技术娴熟地运用到篮球比赛和运动锻炼的不同情境中,真正实现"三步上篮"这项程序性体育知识的建构。

---

① 叶世俊,张宏杰,管建民.中学生体育学习动机与坚持性和努力程度的关系研究——成就目标理论多元观视角[J].天津体育学院学报,2013(6):519-523.

② 刘晓明.科学备课:现代学习论与教学设计[M].长春:东北师范大学出版社,2008:5.

第三部分进入"体验—感悟"的神经回路模式,学生通过感悟体育知识的意义和价值,在精神和意识层面形成积极而正确的体育价值观念和取向。在体育教学过程中,通过酣畅淋漓的运动参与,学生会感到身心舒适,体会到体育运动的健身价值;通过运动规则的触犯和处罚,学生会树立规矩意识;通过参加体育团体项目的教学比赛,学生会感悟到团队合作的重要性。这些体会和感悟经过精神和意识层面的升华,就会提炼为诸如"健康第一""遵规守纪""团队精神"的价值观念,完成价值性体育知识的建构过程。

体育知识的建构阶段是学生达到掌握和运用体育知识目标的关键时期。在这个时期,学生能动、自主地再现、探索和感悟体育知识很重要,教师的"正强化"和"矫正性反馈"也非常重要。对于学生准确无误地掌握了陈述性体育知识,能够将程序性体育知识运用到不同问题情境,真正感悟到体育知识学习的意义,态度表现积极的情况,教师要给予正向强化,以"好""优秀"等教学用语来表达,可以更好地激发学生学习体育知识的热情和欲望,提高学生的知识建构能力。而对于学生体育知识掌握有误或变式练习情况不佳的情况,教师要给予他们矫正性反馈。矫正性反馈不是批评,更不是责难,只是教师指导学生改正错误的一种手段,常以"这样做是不是更好?""还有没有更好的方法?"等教学用语表达,可以使学生积极、主动地反思自己的体育知识学习过程,发现缺点和错误并及时予以改正。师生双向交流式的矫正性信息反馈模式比直接指出学生错误的单向反馈模式,教学效果要好得多,而且这种模式更有助于学生真正实现对体育知识的建构与掌握。

③体育知识应用阶段

体育知识建构阶段的完成,只是意味着学生对陈述性体育知识形成了短时记忆,初步掌握了程序性体育知识,对价值性体育知识产生了理念认同。为了使上述三类新建构完成的体育知识与学生原有认知结构建立更加稳固的联系,需要将新的体育知识不断应用到实践之中,达到体育知识应用的自动化水平,使学生真正实现对新习得的体育知识的理解、掌握和应用,最终促成新的认知结构的固化和发展。

体育知识学习的应用阶段主要涉及知识的提取、应用和导向三个方面。对于陈述性体育知识的提取,是为了更好地理解、记忆新习得的体育知识和完善体育知识体系;程序性体育知识的应用是为了增加青少年学生的运动参与实践,增强学生的动手能力,根本目的在于提升青少年学生的体育认知层次和运动技能水平;价值性体育知识导向和动力作用的形成和发挥,有利于青少年学生树立正确的体育价值取向和观念,增强青少年学生体育知识学习的精神动力,进而为青少年学生"终身体育"意识的养成和"运动坚持"行为惯性的形成奠定良好的思想基础,提供相应的精神动力。

④体育知识创新阶段

在认知主义学习理论的视野中,学习创新的发生主要是由"顿悟"引发的。当然,学生体育知识学习创新的发生也不是凭空产生的,它是以良好的认知结构为基础和前提,当学生洞悉和掌握了体育学科的基本结构之后,也就是说,学生成功地将学科的知识结构转化为自身的认知结构之后,他们就能将此学科作为一个有机的整体来看待,使书本的静态知识变为自身的动态知识,从而通过学习的迁移形成体育知识在新的问题情境中的创新发展,实现认知结构的质变和升华。[1][2]

⑤青少年学生体育课堂学习阶段动态层级结构

运用学习理论分析青少年学生体育课堂学习过程,我们会发现体育课堂学习阶段显然已经超越了传统学习认知的范畴。它应该是一个包括体育知识表征、体育知识建构、体育知识应用和体育知识创新在内的层次分明、联系紧密的整体,如图5-4所示。

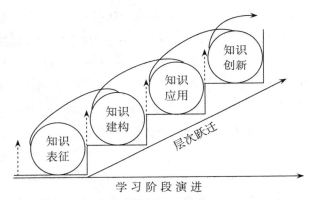

图5-4　青少年学生体育课堂学习阶段动态层级结构

上述体育知识学习的四个阶段既有区别又有联系。这四个阶段的区别在于它们处于不同的体育知识学习阶段,具有不同的学习目的和任务。其中,体育知识表征阶段和体育知识建构阶段是学生体育知识学习的内部心智过程,其结果是实现了认知结构的初步形成。在应用阶段,为了使新建构完成的认知结构更加稳固,必须将新的体育知识应用到体育实践中,使学生真正实现对新习得的体育知识的理解、掌握和应用。在创新阶段,学生会根据已习得的体育知识、掌握的体育技能和认知策略,以及拥有的体育情感、态度和价值观念,即新的认知结构,在新的问题情境中,

① 朱纷.从矛盾冲突到正向迁移:学生学科认知结构的建构[J].中国教育学刊,2015(9):73-76.

② 张和平,何素艳,赵岷.认知·结构·体育——在结构主义视域下对体育教育的再探讨[J].北京体育大学学报,2013(8):89-94,127.

通过学习的迁移实现体育知识的创新,为新一轮认知结构的跃迁发展储备力量。

这四个阶段的联系体现在体育知识学习的四个阶段互为基础、相互促进的层次跃迁关系上。笔者所设计建构的青少年学生体育课堂学习过程理论模型,是以动态的观点,强调体育知识学习和认知结构建构的跃迁循环模式。在图 5-3 模型的最后一步,箭头返回到体育知识学习的"意向和感知"阶段,表示学生新形成的认知结构又会成为新一轮体育知识学习的基础,即上一轮认知结构建构的完成是新一轮体育知识学习的开始。为了更加准确地了解体育知识学习四个阶段的联系,我们对图 5-4 分析发现,低层次体育知识学习阶段跃迁到高一层次阶段后,原有层次阶段并非消亡或停滞不前,而是在已形成的更高层次阶段的协同和支配下,继续其量变过程,为青少年学生更高认知结构发展状态下新一轮的层次阶段跃迁积蓄力量。[①]因此,高、低层次阶段之间是一个互为基础、相互促进的辩证关系。

学习是一种认知结构建构的过程。新的体育知识或信息作为教学场域中的刺激,并不能直接引起学生的注意和反应,必须以学生认知结构的选择、感知、同化、表征等内部心智过程为中介,才能实现体育知识的建构,使学生习得体育知识,掌握体育技能和认知策略,树立正确的体育价值观念和价值取向。同时,这个过程是一个循环往复、螺旋上升的创新过程。青少年学生体育课堂学习过程理论模型的建构,成功地解释了学生体育知识学习的内化程序、动力机制以及认知结构整体质变的过程。该模型可以作为一面"镜子",引领体育教师反思和改进自身的体育课堂教学,指引学生正确把握体育知识学习的规律,规范和改善自身的学习行为。

(3)学习条件

学习条件包括内部条件与外部条件,内部条件为青少年学生围绕体质健康教育形成的自我认知、个体态度和行为,以及作为前提的知识基础、动作技能基础、先天运动条件等;外部条件为学校、家庭、社区和社会提供青少年学生体质健康教育的师资、场地、设施、经费、环境、文化等条件。

具体讲,运动参与是前提、科学认知是根本、健康行为是重点、科学评价是关键、外部条件是保障。①运动参与是前提,体质健康教育离不开青少年学生的参与和体验,不断的参与和练习是形成体质健康教育成果的基础,运动参与包括生活方式、体育行为和体育习惯等内容。②科学认知是根本,通过体质健康教育形成科学、正确的认知,激发青少年学生参与体育的兴趣、动机和需求,形成以个体自我内在需求为动力的自我需要、自我参与、自我负责的学习模式。③健康行为是重点,健康的行为

---

① 邵桂华,王振涛,孙庆祝.竞争与协同:学生体育素质演进的自组织观[J].体育与科学,2004(1):73-76.

以及行为习惯是产生体质健康成效的直接载体,科学的锻炼、合理的饮食等会对个体体质健康水平产生直接而深远的影响。④科学评价是关键。体质健康教育中的评价分为两个方面,一方面是个体自我评价,产生体质健康认知、意义构建,会影响到未来的体质健康教育学习行动;另一方面是外部的评价,对体质健康产生合理的引导,促进个体良好的学习行为。⑤外部条件是保障。青少年学生体质健康教育的顺利开展和健康发展,需要诸如师资、场地、设施、经费、环境、文化等人、财、物、信息等外部条件的保障,这样才能为体质健康教育提供良好的平台和环境。

（4）学习方法

根据体育知识分类并结合体育知识习得的运动参与特质,体质健康教育的学习方法应分为三类:第一类是陈述性体育知识学习方法。体质健康的相关概念、原则、规则、常识等都属于这类知识的范畴,学习方法重点在于记忆,但并不是死记硬背,强调在运动参与过程中体验、理解式的记忆,常用的方法包括形象记忆法、口诀记忆法、过度记忆法等。第二类是程序性体育知识学习方法。程序性体育知识是一种做事的程序,通常表现为一种体育技能和体育认知的策略,常用的方法包括模仿练习法、对照练习法、个别指导法、体育竞赛法等。第三类是价值性体育知识学习方法。价值性体育知识是关于体育意义的知识,以情感、态度和价值观念来表征。这类知识的习得,需要学生从体育知识对个人以及生活世界的意义和价值角度进行体验与感悟,常用的方法包括运动体验法、价值感悟法等。

● 5.2.3 体质健康教育学习论之内驱力

体质健康知识的学习是青少年学生主体主动行动的过程,分析青少年学生体质健康知识学习与运动参与的动机与需求,明确其主体性、能动性、自主性等成为体质健康教育学习理论内在驱动力的关键内容。①研究青少年学生体质健康动机与需求。研究青少年学生体质健康、参与体育、体育行为等需求,是实施体质健康教育的重要前提,不仅因材施教,更应做到因需施教,以需求为引导促进青少年学生形成学习动力。青少年学生体质健康教育的基本需求包括了健身健美、塑造体型、课余休闲、提升健康水平、磨炼意志等。②发展青少年学生体质健康教育的动机与需求。强化体质健康需求、动机、行动之间的联系,正确引导学生需求,以需求强化学习动机,以学习动机激发学习行为。体育教师等教育者应创造环境条件,满足和发展学生的需求,在需求不断循环、渐进实现的过程中,形成学生体质健康教育参与的主动行为。③以青少年学生为主的学习体系设计。体质健康教育更应以学生为中心建立学习体系,将学生作为学习的主体,教师作为学习引导者,教师围绕学生需求创造教育环境和设计教学环节,使学生投身主动学习、主动练习、自我评价和自我负责的循环学习过程之中。④体质健康教育目的的全面性。上文分析体质健康教育目的中已经明确,体质健康教育学习应包括身体形态、身体机能、身体素质、运动能力、心理状态和适应能力六个方面的内容,最高层次目的是通过体质健康教育实现青少年学生的全面发展,体质健康教育目的具有全面性,体质健康教育中应围绕全面发展的目标开展教育工作。⑤体质健康教育过程的自主性。体质健康教育过程中强调发挥学生的主动性和积极性,设计有利于学生自主参与、自主练习的学习过程与教学情境,培养学生主动学习的行动习惯。

● 5.2.4 体质健康教育学习论之主体建构

"主体性"作为青少年学生体质健康教育学习理论主体建构的核心内容,其突破口应该是"体育与健康"课程的课堂教学与学习。

(1)主体建构的内涵界定

在建构主义者的视野中,体育课堂的主体是针对学习过程来讲的,它强调的是一种"主体性"的体现与彰显,而不是传统体育课堂基于对主客体关系的界定中所提倡的"学生作为学习的主体,在教师的导向和约束下进行学习"的论调。主体性是学习者在学习中体现出来的内在思想和外在行为上的独立性、自主性、能动性和创造性,是衡量其身心发展水平的一个重要标志。①

笔者根据建构主义学习理论,并结合体质健康教育学习理论的本质要求,将青少年学生体育课堂主体建构的内涵界定为:在主体建构型体育课堂中,教师要为学生创设真实的问题情境,引导学生加强教学情境中师生、生生的多向合作与交流,充分发挥学生的主体性和主体意识,使学生根据原有的认知结构和技能水平,通过主动地摸索、探寻、尝试和练习来解决问题,在问题的解决过程中建构自身的认知结构和运动技能体系。在这个过程中,教师必须充分地信任学生的探索能力和运动参与天性,尊重学生的志趣、个性和情感,在自由、平等、民主、和谐的学习氛围中,对学生的学习进行必要的启迪、引导和示范,在运动参与的交流和互动中,师生双方真正实

---

① 于佳宾,王宇航.学习主体性对学习成绩影响的心理机制分析[J].中国教育学刊,2012(S1):49-50.

现各自主体知识和运动技能的双向建构。因此,体质健康教育学习论之主体建构的思想脉络可以表述为:"主体性得到发挥和彰显→主体意识增强和强化→主体知识与技能双向建构实现",这是一个循环往复、螺旋上升的过程。这一观点与当前较为流行的"教师主导、学生主体"的课堂主体论观点,外延有交集之处,但内涵却大相径庭,二者主要体现在"动态与静止""主动与被动""建构与接受""多维与线性""上升与平行"的本质差别上。

(2)主体建构的内容

在主体建构型体育课堂上,教师和学生要积极主动地进行主体知识建构,使自己成为运动参与与合作交流的主体、体育知识与技能建构的主体、体育价值观念和意义感悟的主体,充分发挥和彰显其主体性。

①运动参与与合作交流

体育教师要根据教学目标和内容的要求,针对体育课堂教学实际需要,为学生创设"真实的问题情境",培养学生的问题意识,比如,体育教师可以在"体能训练"课中设置"仰卧起坐练习对于体质健康有什么作用?""高抬腿练习对于下肢力量有没有影响?"等诸如此类的问题情境。在问题情境中,教师运用充满人文关怀和真挚情感的语言交流,鼓励和引导学生为了问题的解决进行师生、生生,甚至是学生与家长、体育专家之间的多维度、多层次的体育合作与交流对话活动,用疑问激发学生的求知欲望和运动参与热情,使学生在问题的探索与解决中体验成功的快感,享受体育运动带给他们的快乐,充分彰显其在运动参与与合作交流中的主体性。

②体育知识与技能建构

传统体育课堂的教学模式可以简述为:"教师讲解演示→学生模仿操练→教师点评反馈"。该教学范式较为重视教师的权威性,教师依照预定的教学步骤与方法,按部就班、不容质疑地进行内容教学,学生只是体育知识的接受者和动作技术的被动练习者,根本没有自由思索和创造性学习的时空。主体建构型体育课堂强调,在问题探究中学习,在问题解决中主动建构体育知识与技能。其体育课堂的知识与技能建构模式可简述为:"教师创设问题情境→学生带着疑问主动探索→教师适当引导→问题解决→师生完成知识与技能的双向建构"。当然,在此过程中,学生的知识与技能建构并不是凭空产生的,它是以学生原有的认知结构与技能图式为基础,在教师的引导与启迪下,充分发挥学生的主观能动性,针对问题情境主动摸索和探寻,最终在问题的解决中习得知识,建构技能。笔者想特别指出的是,在主体建构型体育课堂学习过程中,不仅学生在问题的解决中主动建构了知识和技能,更为重要的是,教师在引导和启迪学生的体育学习中也丰富了知识储备,提升了教学技能,这就成功地实现了师生之间的体育知识和技能的双向主体建构。

③体育价值观念和意义感悟

在传统体育课堂教学中,"工具理性"统治着学生的学习过程,其主体性得不到很好的重视与彰显,价值认同受制于教师的权威之下,致使体育课堂学习在青少年学生中失去了色彩和吸引力,成为升学考试和体育达标测试的工具。这也从一个侧面剖析了"学生喜欢体育,但不喜欢上体育课"这一"怪象"的深层次原因。主体建构型体育课堂强调学生对学习内容的自主选择和问题情境的主动探究,师生之间通过平等的对话与合作完成体育实践性经验的建构。因此,这种宽松、自由、民主的学习情境有利于学生个性的发展和主体性的强化,使学生更好地感悟和体验体育的意义和价值,形成健康向上、自主负责的体育价值观念。同时,体育教师也会摒弃僵化、腐朽的教育理念,积极转换角色,树立尊重、信任和关心学生的主体性价值取向。

(3)主体建构的实现

①自由与平等:主体建构实现的前提

一直以来,体育课堂中师生之间的关系问题是任何体育教育工作者都无法忽视和回避的。[①]体育教育学术界形成了三种比较有代表性的观点:一是以赫尔巴特的观点为思想基础的"教师主体论";二是以杜威思想为理论基础的"学生主体论";三是折中性的"教师主导、学生主体"的观点。从根本意义上讲,传统二元对立的哲学思维范式是上述三种观点的理论基石,在这种思维定式中,主体和客体之间是一种"说教式""填鸭式"的主从关系,自由和平等根本无从谈起。

保罗·弗莱雷指出:"没有平等,师生之间对话就成了教训和被教训、灌输和被灌输。"[②]在主体建构型体育课堂中,教师和学生之间不是简单的线性关系,更不是主从指令式、命令式的上下级关系,而是在真实的问题情境中,师生双方在平等的基础上,通过知识的、方法的、情感的、态度的等复杂多样的对话和交流活动,敞开心扉、畅所欲言,民主、自由地发表各种观点和看法,通过思想和心灵的碰撞与交融,诠释出卢梭的"人类天性自由"教育口号的真谛[③],师生双方创造性地实现精神和生活世界的主体建构。

---

① 邵桂华.体育教学系统自组织演进形式的研究——基于超循环的审视[J].体育与科学,2007,28(5):82-86.

② 曹雪芹.主体性师生关系的生活建构——存在主义视域下师生关系的思考[J].教育教学论坛,2014(31):172-174.

③ 周浩波.教育哲学[M].北京:人民教育出版社,2000:172.

②情境与交互：主体建构实现的基础

在主体建构型体育课堂中，教师要贴近社会，靠近生活，创设一种充满悬念、疑问、不确定性和有充足的想象与实践空间的真实的问题情境。当然，体育教师要通过自身对于课程、教材和体育技能的自我解读和规范掌握，正确而深刻地了解和洞悉问题情境中的各要素之间的关系，充分了解学生的认知结构和技能水平，根据学生的"最近发展区"来创设问题情境。教师要充分激活学生的问题意识和创造性学习潜能，使学生通过对问题的发现和主动地运动参与尝试，完成"内化"和"外化"的过程，真正实现主体知识和技能意义的生活建构。

在这种真实情境的教学模式中，教师起辅助、引导作用，不能用教师、课本的权威来压制学生的探索和创新，使学生成为体育课堂学习真正的主人，进而增强和彰显其主体性。更为重要的是，教师和学生彼此信任和尊重，双方的交流和互动就像"润滑剂"一样，可以消除师生间认知上的矛盾与冲突，学生的性格、个性得到教师的理解和接纳，教师的引导和鞭策得到学生的认同和赞许。同时，师生之间的交流和互动绝不局限于知识和技能的流通中，更为重要的是情感、态度和价值观念的交流，这种交互是以理解和爱为基础的"灵肉之间的融合"。①

③需要与价值：主体建构实现的内在驱动力

教师和学生主体知识和技能的建构是一种内在的需要和主体价值的自我实现，不是来自教学系统其他要素的外在刺激和驱动。体育教师通过创设真实的问题情境，用疑问和问题使学生在内心感到体育知识和技能的欠缺。同时，学生在体育教师的引导和启迪下，通过对学习资源的充分解读、探究和体育技能的变式练习，主观上认为自己具有解决疑问和问题的能力和欲望，即"体育知识和技能的欠缺感+求知欲"可以充分激活学生的学习热情，形成有效、持久的内在求知需要。在内在需要的推动下，教师和学生通过平等的对话和交流，完成了体育知识和技能的"内化"主体建构。为了真正实现对体育知识和技能意义的建构，单向的内化建构是不够的，教师和学生还要将所学的知识和技能逆化于物，用以解决实际问题，在问题的解决中，师生双方主体价值得到了很好的实现和表达。

④主动与参与：主体建构实现的关键

运动参与属性是体育知识和技能学习与其他知识和技能掌握的本质区别所在。教师和学生体育知识的习得、技能的掌握和价值观念的形成，都是在主动地锻炼和运动体验中实现的知识和技能意义的生活建构。在主体建构型体育课堂中，体育教

---

① 曹雪芹.主体性师生关系的生活建构——存在主义视域下师生关系的思考[J].教育教学论坛,2014(31):172-174.

师通过自身的运动参与体验和感受,通过巧设疑问和悬念,引发学生的好奇心,激发学生的运动参与激情。同时,师生间在"苏格拉底式对话"中相互启发、相互激励,在汗水的尽情挥洒、情感的诚挚互动以及运动激情的火热燃烧中,实现了师生主体知识和技能意义的建构。

更有意义的是,教师和学生在共同、主动的运动参与过程中,对于体育知识、技能、情感和观念有了更加深入的体验和了解,进而师生间的价值认同更趋于一致,对话与合作更为顺畅和通达,教师不再需要和使用制度所赋予的权威,一种内在、共生、质感的建构性威信,在师生间的情感和信息交流与互动中得以确立和深入人心,学生的主体性和运动参与热情也真正得到了彰显和释放。

5.3 青少年学生体质健康教育之课程论

课程论是关于课程设置的理论体系,属于教育研究中的重点领域。课程论根据学科的不同又划分为了不同学科课程论,如体育课程论(针对体育学科课程而研究体育课程设计、实施与评价等的基本理论体系)[①]。课程论和体育课程论的研究数量和成果较多,但是针对体质健康教育的课程论研究却较为罕见,理论研究的滞后与体质健康教育发展缓慢之间存在着必然联系,探索建立体质健康教育的课程论具有必要性。体质健康教育课程论研究之所以少见,其原因在于三个方面:第一,体质健康教育并未成为独立的体系,体育课程(体育与健康课程)、健康教育课程等均属于中小学规定课程内容[②],但正常开设的仅有体育与健康课程,实践中缺乏健康教育课程,体质健康教育课程的共识未达成,课程论的研究也就缺乏了基础;第二,将体育课程等同于体质健康教育课程,研究中形成了体育课程论而缺乏体质健康课程论;第三,对体质健康教育课程认识不足,其课程体系、课程设置的实践相对缺乏。体质健康教育的课程论,是体育课程论的深化,是体育与健康、体质与健康深度融合形成的课程理论体系。从概念上分析,体质健康教育课程论是研究体质健康教育课程目标、课程设计、课程内容、课程实施、课程标准、课程评价等内容的理论与实践体系。

---

① 张学忠,杨小永.体育课程论理论体系构建的基本问题:概念、性质、对象和任务[J].北京体育大学学报,2014,37(3):107-111,116.

② 顾渊彦,窦秀敏,王敬浩.中日两国体育、健康课程及教师教育的比较[J].体育学刊,2003,10(5):60-62.

建立体质健康教育课程论,离不开体质健康教育课程的学科基础、研究对象、构成要素[①]。

● 5.3.1 体质健康教育课程的学科基础

体质健康教育课程的学科基础包括体育学学科基础、教育学学科基础和公共卫生学学科基础。第一,体育学学科基础是指导和促进青少年学生体质健康的方法、手段和技能。其主要内容包括:体育运动项目技能,掌握必要的体育运动技能,能够指导青少年学生运动项目的学习、练习和提升;学校体育理论,了解学校体育开展的基本规律,掌握规律并开展学校体育;体育概论(原理),掌握体育运动、体育运动技能形成、体育训练、体育比赛等基本理论,指导体育工作的开展。还包括体育心理、体育管理、运动训练等学科知识。第二,教育学学科基础,是指导体质健康教育实施和教书育人的基本理论体系。其主要内容包括:教育学原理,揭示教育基本规律、研究教育问题、明确教育任务等内容,指导学校教育的各项工作,指导体质健康教育的上层理论问题;教育管理学,揭示教育管理的基本规律,提供班级管理、教学管理等基本措施,指导日常教学、课程设置、人力资源等教育工作。还包括教育史、教育法、教育心理学等相关学科知识。第三,公共卫生学学科基础,促进青少年学生健康和指导健康教育的医学基础。其主要内容包括:公共卫生学,掌握公共卫生基本知识、健康危险因素的识别、常见疾病防控、健康促进措施、个体及公众健康管理[②],从卫生学领域指导体质健康教育工作,明确了体质健康教育中健康促进的原理;生理学,研究生命体的生命活动现象、活动特征、生理功能调节,以及骨骼肌肉系统、血液循环系统、神经系统、内分泌系统、能量代谢系统、消化吸收系统、呼吸系统等作用机理,指导体质健康教育中人体各系统作用机制,提高体质健康教育的效果和质量;心理学,研究人体的心理活动现象、过程和规律,指导体质健康教育中如何利用心理学规律提升心理健康水平,发展体质健康教育认知,改善体质健康教育中的个体行为等;保健学,主要研究人体保健的基本理论,提出了营养、遗传、心理、环境、运动与健康促进之间的关系,指导体质健康教育中如何保障体育卫生、设计体育疗法、预防体育伤病、提升健康促进效果等问题。

---

① 崔伟.对建立我国体育课程论的思考[J].体育学刊,2004,11(1):81-83.

② 范春.公共卫生学[M].厦门:厦门大学出版社,2009:3-6.

● 5.3.2　体质健康教育课程的研究对象

研究体质健康教育课程论,首先要明确体质健康教育课程的研究对象。体质健康教育课程的直接研究对象是体质健康教育课程体系,体质健康教育课程体系设置应充分考虑教育目的、教育任务、教育者、受教育者、教育环境等多种因素的影响。

● 5.3.3　体质健康教育课程的构成要素

根据上文体质健康教育课程论的概念,体质健康教育课程的构成要素应包括:课程管理、课程目标、课程设置、课程内容、课程设计、课程实施、课程标准和课程评价等8个方面的内容[①]。

第一,体质健康教育课程管理。体质健康教育课程从属于国家教育体系,划分为国家课程、地区课程和校本课程三级管理体系,国家通过标准、政策法规管理,地区指定区域实施方案,学校根据自身特色开设适当的校本课程。学校内部是在校长领导下和教务部门统一安排下,一般由体育教研部门管理和实施。第二,体质健康教育课程目标。体质健康教育课程目标应依据国家体育与健康课程标准制订,通过运动参与、运动技能、心理健康、身体健康和社会适应五个领域,全面增强学生体质,实现学生全面发展。第三,体质健康教育课程设置。根据体质健康教育最新动向和先进的研究成果,结合青少年学生身体、心理发展规律,设置体质健康教育的课程。从当前学校体育发展的形势分析,一方面继续设置体育课程,保证开足开齐体育课;另一方面,加大健康教育课程、保健课程开设力度,并明确课程设计中课时、内容等基本要求,从而完善体质健康教育的课程体系。同时,在加强课程设置的过程中,应加大体质健康教育课程的开发与研究工作,不断创新课程研究,提高体质健康教育课程设置的科学化水平。第四,体质健康教育课程内容。体质健康教育课程内容一直是研究和争论的热点,体质健康教育课程内容最基本的两个领域为体育课程和健康课程。从具体内容上分析,体育课程包括了体育基本知识、体育运动技能、体育锻炼行为、课外体育活动、体育比赛等;健康课程包括了健康知识、保健知识、体育与健康、营养与健康、体育与疾病防治等。第五,体质健康教育课程设计(也有研究将其称之为课程运作)。体质健康教育课程实施的依据包括师资队伍情况、教学环境情况、教学设施情况、学生基本情况等内容,依据上述内容,首先应对体质健康教育课程进行全面的科学设计,安排好课时、教师、授课内容、授课进度、考核评价、教室、场

---

① 崔伟.对建立我国体育课程论的思考[J].体育学刊,2004,11(1):81-83.

地、器材等各个课程的环节和要素,制订科学的体质健康教育课程实施方案、教学计划、教学大纲和教学方案。第六,体质健康教育课程实施。依据课程设计的实施方案、教学计划、教学大纲和教学方案,组织合理的师资人员,保质保量地实施体质健康教育课程。课程实施中应做好监督和指导,同时及时倾听教师与学生双方面的意见,适时调整课程实施的内容。第七,体质健康教育课程标准。课程标准是我国课程管理的基本制度和文件,是国家课程的重要体现形式。体质健康教育领域的课程标准,当前仅有《体育与健康课程标准》,并且是以体育课程为主要规定内容的标准。体质健康教育课程的范畴大于体育课程,围绕体质健康教育制定课程标准或者扩展现有的《体育与健康课程标准》势在必行。体质健康教育课程标准应明确各级各类学校体质健康教育的目标、体质健康教育的具体指标,是地方、学校和教师开展体质健康教育的法定文件和基本依据。第八,体质健康教育课程评价。通过科学的方法,对体质健康教育课程的设计、内容、实施和效果进行全方位测量和考核,以确定体质健康教育课程设置与实施的水平,并根据评价进行课程的改革、调整和优化。体质健康教育课程评价,根据时间可以划分为定期评价和不定期评价,根据评价主体可以划分为自我评价和第三方评价等。

5.4 青少年学生体质健康教育之教学论

教学论是研究教育一般规律的科学[1],主要研究课程付诸实施后,即教学过程中具体的教与学的一系列理论与实践问题[2]。体质健康教育教学论是研究体质健康教育教学一般规律的理论体系,体质健康教育之教学论主要探讨目的与手段、教授与学习、已知和未知等基本关系[3],其主要内容包括课程教学目标、教学模式、教学过程、教学主体、教学内容、教学原则和教学管理[4]等方面。

① 张学忠,毛振明,崔颖波,等.体育教学论的概念、性质、对象和任务的研究[J].成都体育学院学报,2005,31(4):108-111.

② 张学忠,杨小永.体育课程论理论体系构建的基本问题:概念、性质、对象和任务[J].北京体育大学学报,2014,37(3):107-111,116.

③ 熊川武.论教学论基本问题[J].华东师范大学学报(教育科学版),2010,28(1):9-15.

④ 张学忠,毛振明,崔颖波,等.体育教学论的概念、性质、对象和任务的研究[J].成都体育学院学报,2005,31(4):108-111.

　　第一,教学目标。体质健康教育的教学目标具有综合性,其构成中包括体育教学和健康教学双方面的内容。从体育教学目标而言,依据国家课程标准体育课程教学目标中应包括运动参与、运动技能、身体健康、心理健康和社会适应5个领域。健康教学中以健康知识的掌握与应用为主,教学目标包括体质健康知识掌握和体质健康知识运用2个领域,为此,可以将体质健康教育课程目标设定为7个领域,即体质健康知识掌握、体质健康知识运用、运动参与、运动技能、身体健康、心理健康和社会适应。体质健康教学目标设计中,应充分体现7个领域的目标要求,将体质健康知识与运动技能、运动参与和运动习惯、身体健康与心理健康等有机结合在一起。第二,教学模式。体质健康教育教学模式是教学安排的不同形式,教学模式应与不同的课程内容、授课对象相适应。体质健康教育教学模式包括讲授接受模式、自学辅导模式、练习指导模式、巴特勒七段式等,此外,还应注重运用慕课、翻转课堂等新型教学模式。体质健康教育教学模式,应充分体现体育技能学习、指导和掌握的规律,采用综合性的教学模式。第三,教学过程。体质健康教育教学过程应凸显技能掌握的特色,主要包括课堂常规,准备活动,技能学习、练习和提升,整理活动,同时,体质健康知识的传授和掌握应贯穿于各个教学环节之中。第四,教学主体。其中涉及两个层面的问题,教学主体的内容和教学主体之间关系。教学主体主要包括教师和学生。教师和学生之间不是简单的线性关系,更不是主从指令式、命令式的上下级关系,而是在真实的问题情境中,师生双方在平等的基础上,通过知识的、方法的、情感的、态度的等复杂多样的对话和交流活动,创造性地实现精神和生活世界的主体建构关系。第五,教学内容。体质健康教育的内容具有层次性和多元性。层次上,不同年龄阶段的青少年学生教学内容呈现出不同;技能上,符合身心发展规律;知识掌握上,符合学生心理特征;维度上,体质健康教育内容总体上包括体育和体质健康两个方面。第六,教学原则。教学原则是体质健康教育教学基本依据和方法,体质健康教育教学原则包括全面发展、重点突出、循序渐进等,体质健康教育教学方法包括了示范教学法、分解教学法、练习指导法、评价法、竞赛法和游戏法等。第七,教学管理。教学管理是对体质健康教育的课堂纪律、教学组织、师生互动、学生练习等进行规范的过程。体质健康教育教学管理应塑造积极参与、主动锻炼和追求健康的课堂氛围,课堂管理既要做到严格严肃,又要做到活泼生动。

5.5 青少年学生体质健康教育之环境论

青少年学生体质健康教育中的环境主要分为两个层面:第一层面是直接与学生有关的教学环境,即开展体质健康教育课程教学所形成的环境体系;第二层面是范围更为广的外部生态环境,即包括在课堂范围之上的学校、家庭、社区和社会等多元主体在内的生态环境体系。

● 5.5.1 课程教学环境

青少年学生体质健康教育课程教学环境分为自然环境和人文环境,自然环境是由自然生态、人工设施设备等硬件构成的,人文环境是语言、文字、教与学的互动关系等形成的文化环境。第一,体质健康教育教学的自然环境,应建设符合国家标准的体育场地设施,保障开展体育课程等所需的必要设备和教学仪器,并且,通过绿化、塑胶化等手段形成系统的自然环境,一旦进入该环境中,既要有利于体育课程的开展,又给学生创造积极参与体育的情境。第二,体质健康教育教学的人文环境。人文环境重在形成积极向上的课堂氛围,主要表现在:师生之间融洽的关系,教师的示范、纪律的维持、学生的参与等体现出学生信任教师、教师关心学生,为体质健康教育课程开展打下坚实的基础;学生之间的共同促进,学生之间既相互帮助,又形成一定的相互竞争和相互激励,从而形成相互促进、共同发展的参与局面;体质健康知识与运动技能的全面主导,体质健康知识学习和掌握成为学生的共识,运动技能的练习和应用成为学生的追求,逐步形成以积极参与课堂学习为荣、以体魄强健为荣、以体育运动技能优秀为荣、以健康良好的生活方式为荣的文化氛围。

● 5.5.2 外部生态环境

学校体育外部生态环境主要包括学校环境、家庭环境、社区环境和社会环境。第一,学校环境。在全校范围内形成重视体质健康教育的环境氛围,建设良好的体质健康教育物质条件,形成教师和学生都关心体质健康教育的氛围,并且将重视体质健康教育和参与体育运动融入学校文化基因中。第二,家庭环境。在家庭成员中形成重视青少年学生体质健康和全面发展的新理念,父母带头积极参与体育活动和养成健康的生活方式,通过购买体育装备、保障时间等形式支持青少年学生积极参加体育活动,并配合学校共同做好青少年学生体质健康促进工作,发挥家长的引领、示范、监督和配合作用。第三,社区环境。发挥街道办事处、社区对体育文化建设和体育发展的职能作用,积极为青少年学生在课余时间参加体育活动创造环境,给予体育场地、体育活动组织和体育活动指导等支持,逐步建立青少年学生在社区参与体育活动的参与机制和保障机制,从而形成良好的社区青少年学生体育活动环境。第四,社会环境。发挥新闻媒体、网络媒体等多种宣传渠道的作用,引导社会形成关心和支持青少年学生重视体质健康和参与体育活动的氛围,建设支持青少年学生体质健康教育的良好社会环境和舆论氛围。

5.6　本章小结

　　本章在明确青少年学生体质健康教育本质、目的和任务的基础上,重点而创造性地探讨了青少年学生体质健康教育的学习理论,从宏观上勾勒和设计了青少年学生体质健康教育的课程理论、教学理论和环境理论,从而建构并形成了青少年学生体质健康教育理论创新的体系。

　　体质健康教育的本质是有目的、有计划地通过促进个体体质健康来培养人的社会实践活动。青少年学生体质健康教育的目的是具有层次性、综合性的系统,从层次上分析,第一层次是增强体质,第二层次是提升体质健康水平,第三层次是促进青少年学生全面发展;从内容上分析,青少年学生体质健康教育的目的是实现青少年学生形态美、机体活力、体魄强健、运动力强、心理健康和适应良好。青少年学生体质健康教育的任务主体包括教育者、被教育者和相关群体,教育者为教师、体育教师、体育指导人员和家长等,被教育者为青少年学生,相关群体为体育行政部门、教育行政部门、学校、社区和社会组织等。具体任务内容为塑造青少年学生身体形态、发展青少年学生身体机能、提升青少年学生身体素质、提高青少年学生运动能力、健全青少年学生心理、增强青少年学生适应环境的能力。

　　青少年学生体质健康教育之学习论,包括系统结构、内驱力、主体建构三个方面的内容。体质健康教育学习理论的系统结构要素,包括体育知识分类、学习过程、学习条件和学习方法;体质健康知识的学习是青少年学生主体主动行动的过程,分析青少年学生体质健康知识学习与运动参与的动机与需求,明确其主体性、能动性、自主性等成为体质健康教育学习内在驱动力的关键内容;在主体建构型体育课堂中,教师要为学生创设真实的问题情境,引导学生加强教学情境中的师生、生生的多向合作与交流,充分发挥学生的主体性和主体意识,使学生根据原有的认知结构和技能水平,通过主动地摸索、探寻、尝试和练习来解决问题,在问题的解决过程中建构自身的认知结构和运动技能体系。在这个过程中,教师必须充分地信任学生的探索能力和运动参与天性,尊重学生的志趣、个性和情感,在自由、平等、民主、和谐的学习氛围中,对学生的学习进行必要的启迪、引导和示范,在运动参与的交流和互动中,师生双方真正实现各自主体知识和运动技能的双向建构。

青少年学生体质健康教育之课程论,探讨了体质健康教育课程的学科基础、研究对象和构成要素。体质健康教育课程的学科基础,包括体育学学科基础、教育学学科基础和公共卫生学学科基础。体质健康教育课程的直接研究对象是体质健康教育课程体系,具体内容包括教育目的、教育任务、教育者、受教育者、教育环境等。体质健康教育课程的构成要素包括课程管理、课程目标、课程设置、课程内容、课程设计、课程实施、课程标准和课程评价等8个方面的内容。

青少年学生体质健康教育之教学论,主要探讨目的与手段、教授与学习、已知和未知等基本关系,其主要内容包括课程教学目标、教学模式、教学过程、教学主体、教学内容、教学原则和教学管理等。体质健康教育课程目标分为7个领域,即体质健康知识掌握、体质健康知识运用、运动参与、运动技能、身体健康、心理健康和社会适应。体质健康教育教学模式,应充分体现体育技能学习、指导和掌握的规律,采用综合性的教学模式。体质健康教育教学过程凸显了技能掌握的特色,主要包括课堂常规,准备活动,技能学习、练习和提升,整理活动,同时,体质健康知识的传授贯穿于各个教学环节之中。体质健康教育以学生为主体,以教师为主导,在教师的主导下发挥学生的主动性和积极性。体质健康教育的内容具有层次性和多元性。体质健康教育教学原则包括全面发展、重点突出、循序渐进等。体质健康教育教学管理应塑造积极参与、主动锻炼和追求健康的课堂氛围,课堂管理既要做到严格严肃,又要做到活泼生动。

青少年学生体质健康教育之环境论,分为课程教学环境和外部生态环境。课程教学环境分为自然环境和人文环境,自然环境是由自然生态、人工设施设备等硬件构成的,人文环境是语言、文字、教与学的互动关系等形成的文化环境。其中,体质健康知识与技能主导课程环境,体质健康知识学习和掌握成为学生的共识,运动技能的练习和应用成为学生的追求,逐步形成以积极参与课堂学习为荣、以体魄强健为荣、以体育运动技能优秀为荣、以健康良好的生活方式为荣的文化氛围。青少年学生体质健康教育外部生态环境,主要包括学校环境、家庭环境、社区环境和社会环境。

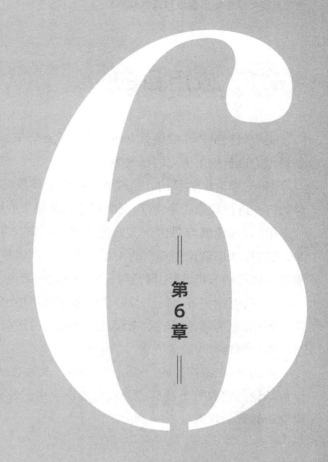

第 6 章

青少年学生体质健康教育理论应用的个案实验研究

理论与实践相结合是理论创新的必经之路,本章将在上文理论创新的基础上,通过实验的方法验证和修订体质健康教育创新理论。同时,为了保证实验研究的科学与严谨,在正式实验开始前进行了相关预实验,很好地验证了体质健康教育干预对青少年学生体质健康信念、自我效能、运动参与以及体质健康的积极作用,对在预实验过程中暴露出的问题进行了及时解决,这就为正式实验的顺利开展打下了坚实的基础。

6.1 应用目的

实验研究是体质健康教育研究中的重点环节,通过实验对青少年学生体质健康创新理论进行应用研究的目的为:

第一,理论检验目的。检验青少年学生体质健康教育理论创新的成果,通过实验的方式进行理论联系实际,判断理论创新成果的可行性、新颖度和实际效果。

第二,理论修订目的。实验过程中应用青少年学生体质健康教育创新理论成果,可以反映出理论创新中的不足和现实基础的薄弱,从而对体质健康教育理论成果进行修订和修正,增强理论与现实条件的一致性。

第三,理论完善目的。及时总结理论应用中出现的问题,不仅可以修订已呈现出的理论,也为理论研究中未涉及的问题及时进行拓展和补充,从而促进青少年学生体质健康教育理论的完善。

第四,试点推广目的。通过应用实验,及时总结理论应用的经验和教训,为后期形成结论与建议打下基础;同时,将理论应用的经验逐渐推广到加强青少年学生体质健康教育的政策措施中。

6.2 实验对象

实验对象的选择须具备适用性和可行性,既要与理论创新研究相一致,又要切实可行可开展实验,经过充分的考虑和多方面的沟通协调,实验选择贵阳市新天九年制学校(以下简称"新九学校")的初二学生作为实验对象进行应用研究。实验对象的选择主要基于以下4个方面的原因:第一,实验对象的代表性。新九学校初二学生属于青少年学生体质健康教育的主要对象,并且初二学生正处于青春发育的黄金期,可塑性较强,可以有效反映青少年学生体质健康教育创新理论的应用效果。第二,实验对象的适用性。青少年学生体质健康教育干预涉及学校、家庭和社区等不同空间区域,通过调研发现,新九学校学生住所地以及住所地归属社区等相对集中,为实验研究提供了便利性,也包括了干预过程中可以有效地运用社区和家庭等干预措施。第三,实验干预的科学性。初二学生经过一年的中学生活,已经适应了新的学习环境和生活节奏,而且在智力发育、知识积累和社会阅历等方面已具备了一定的基础,能够很好地理解和执行教育干预的内容、手段和方法,保证实验的有效进行。更为重要的是可以有效避免升学压力对学生干预效果的影响。第四,实验监控的有效性。由于地理位置的便利性,可以随时观察和监督实验开展的具体实施情况,方便实验的调整和优化,为实验结果的有效性打下了坚实基础。

6.3 实验方法与测试工具

● 6.3.1 实验方法

(1)定量与定性研究相结合

①定量研究

在实验过程中,运用"体质健康信念量表",分析干预前后受试学生的体育锻炼效益认知、体质评价态度、体质评价结果的关注程度等方面的变化情况;采用"自我效能量表",分析干预前后受试学生在人际交流、体适能、情绪效能和生活评价等方面的改变情况;通过课余时间运动参与调查,了解受试学生的运动时间和频率变化情况;运用《国家学生体质健康标准》测试的方法,探究体质健康教育干预对中学生的身体形态、身体机能和身体素质的影响和作用,着重分析干预前后中学生在力量、速度、耐力、柔韧和爆发力等体质素质的变化发展情况。

②定性研究

运用专家访谈、座谈等方法,在实验开始前向吉林体育学院(张瑞林教授)、福建师范大学(方千华教授)、中山大学(范宏伟教授)、北京体育大学(张一民教授)、北京师范大学(甄志平教授)、山东大学(孙晋海教授、石振国教授)、山东师范大学(于涛教授)等国内该领域的权威专家和学者,就中学生体质健康教育的现状、干预方法与理论依据、体质健康教育改革趋势等方面进行了全面而深入的咨询和求教。同时,在实验过程中不定期邀请相关专家组织论证会,并开展学生座谈,对座谈情况与实验情况展开比较研究,以检验和不断完善创新理论,使其更加科学合理。

采用目标人群访谈法,在实验前、中、后分别对学生、教师(班主任、体育教师)、家长、社区体育指导员等重点群体的相关人群进行了集体座谈和个别访谈,同时在实验过程中,采用随访、电话等形式保持与重点目标人群的沟通与联系,以便更好地监控实验过程和提高实验质量。

运用观察法,近距离观察实验班的体育课、课外体育活动、社区体育等教学和教育过程,发现、解决实验研究过程中出现的问题,归纳、探究影响因素,寻求解决方案,促使学生在体验中反思自己的行为,在实践中形成和积淀终身体育的意识、知识与能力。

(2)实验研究与行动研究相结合

①实验研究

运用实验研究法,对实验学校、家庭、社区进行1学期(约5个月)的持续性跟踪研究,在实验前(测试时间:2015年9月)、实验中(测试时间:2015年11月)和实验后(测试时间:2016年1月)分别对实验班和对照班学生的体质健康信念、自我效能、课余时间运动参与、身体形态、身体机能和身体素质等方面进行比较,从而判断体质健康教育干预的效果以及实验班和对照班之间的差异,以此来检验和证明青少年学生体质健康教育创新理论的科学性和可行性。

②行动研究

在本研究中,课题组成员既是研究者,又以实验教师的角色参与到实验干预的全过程,严格按照行动研究的流程要求计划(Plan)→行动(Action)→观察(Observe)→反思(Reflect)对干预的整个过程进行精巧设计和高效实施。

● 6.3.2 测试工具

(1)体质健康信念量表[①]

选用戴霞、尹洪满和朱琳制作的"体质健康信念量表",由5个分量表组成,共24个条目。计分方法:每个条目采用5级记分法,各条目分项得分相加为分量表得分,分量表得分之和为量表总分。得分越高,表示希望获得体质健康的健康信念越强。

由于原量表设计针对的人群为大学生,因此,为了确保研究的科学性和严谨性,

---

① 戴霞,尹洪满,朱琳.大学生体质健康信念量表的编制与初步应用[J].北京体育大学学报,2011,34(12):72-74.

在正式调查前,对该量表进行验证性因子分析。依照修正指数和标准化负荷予以模型修正,[①]去除第6题(每次患病令我感到后怕),修正后模型的拟合指数为:χ^2/df=1.34,$RMSEA$=0.085,CFI=0.920,NFI=0.921,RFI=0.946,IFI=0.920,GFI=0.924,说明量表的结构效度较高,达到了研究要求。5个分量表,即知觉锻炼益处、体质评价态度、体质强弱与患病易感性、知觉疾病与体弱的严重、评价结果关注,克朗巴赫(Cronbach's Alpha)信度系数分别为:0.76、0.77、0.76、0.82、0.90。

(2)效能量表[②]

选取于春艳编制的"青少年学生运动自我效能量表",该量表由6个分量表组成,共24个条目。计分方法:每个条目采用5级计分法,各条目分项得分相加为分量表得分,分量表得分之和为量表总分。得分越高,代表自我效能水平越高。

对该量表进行验证性因子分析发现,模型拟合度较好,拟合指数为:χ^2/df=1.306,$RMSEA$=0.074,CFI=0.929,NFI=0.924,RFI=0.913,IFI=0.929,GFI=0.944。6个分量表,即人际交流、身体健康、休闲愉悦、体育适能、情绪效能、生活评价,克朗巴赫(Cronbach's Alpha)信度系数分别为:0.87、0.93、0.88、0.82、0.90、0.87。

(3)体质健康测试

根据《国家学生体质健康标准(2014年修订)》测试项目和技术要求,在实验前、实验中和实验后对反映被试学生体质健康水平的身体形态、身体机能和身体素质等三个方面的具体测试项目进行测验(详见表6-1),检验被试学生在上述三个实验节点的体质健康水平变化情况。

表6-1　中学生体质健康测试内容与指标一览表[③]

体质指标类型	具体指标	测试项目	评价领域
身体形态	身材高矮	身高	反映人体的营养状况与身体成分
	体重大小	体重	
	身体成分	体重指数(BMI)	

---

① 项明强.促进青少年体育锻炼和健康幸福的路径:基于自我决定理论模型构建[J].体育科学,2013,33(8):21-28.

② 于春艳.青少年运动自我效能量表之初步编制与应用[J].首都体育学院学报,2014,26(3):265-274.

③ 中华人民共和国教育部.关于印发《国家学生体质健康标准(2014年修订)》的通知[EB/OL].(2014-07-07)[2016-5-2].http://www.moe.gov.cn.

续表

体质指标类型	具体指标	测试项目	评价领域
身体机能	心肺功能	肺活量	反映心机力量、胸廓活动幅度以及身体柔韧性
	运动系统关节灵活度	坐位体前屈	
身体素质	速度	50米跑	综合反映身体体能水平
	爆发力	立定跳远	
	力量	引体向上(男)/1分钟仰卧起坐(女)	
	耐力	1000米跑(男)/800米跑(女)	

● 6.3.3 统计方法

所有数据的采集与录入都由经过培训的专业人员进行处理,从而保证了数据的准确与可靠。所有数据采用SPSS 22.0统计软件和AMOS 22.0软件进行数据的统计分析,所有统计量以$(\bar{X} \pm S)$表示,组间比较采用t检验,$P<0.05$为差异具有统计学意义。

6.4 实验方案

● 6.4.1 实验班级抽取

本实验研究采用整群抽样的方法,抽取新九学校的初二学生为研究对象。按照自然班分为实验班和对照班,其中,3个实验班(166人),3个对照班(171人),共计337名学生,平均年龄为13.84 ± 0.52岁。实验班学生接受本研究所设计的创新型体质健康教育内容和方法的综合干预,对照班学生仍按照原体育教学计划,继续接受所在学校常规的"体育与健康"课程教育,干预时间为1个学期。两组受试学生均在实验开展前、中、后分别进行体质健康信念、自我效能、课余时间运动参与、体质健康水平等方面的测量与评定工作,共获得有效数据331组,其中,实验班学生164人,对照班学生167人;男生168人,女生163人,如表6-2所示。

表6-2　受试学生人数情况

年级	实验班		对照班	
	男生	女生	男生	女生
初二	83	81	85	82
合计	164		167	

● 6.4.2　实验干预内容与策略

根据上文关于体育锻炼促进模型、体质健康教育理论以及理论创新研究,设计了针对青少年学生体质健康促进的干预内容和策略,通过学校、社区和家庭进行综合干预,干预内容包括体育教学、学校保障、制度安排、运动认知、家长影响、家庭支持、生活方式、社区体育、体育文化和社会舆论等。各实验班级按照体育课(2次/周)、体育俱乐部活动(2次/周)、课外体育活动(1小时/天)、健康知识讲座(1次/月)的进度进行学校体育教学,并安排社区体育活动(1次/周末)和针对家长的青少年学生健康知识与体质健康促进方法讲座(2次/学期),实验干预时间为1个学期。对照班学生仍按照原体育教学计划,继续接受所在学校常规的"体育与健康"课程教育。

(1)努力提升学校体育工作的质量和效率

①全面优化体质健康教育课程教学工作

第一,构建新型体质健康教育课程教学目标体系,健康课程目标重在健康知识的掌握与应用,在指引健康课程教学的同时,为体育课程开展建立知识和信念的价值观基础;体育课程教学目标应围绕运动参与、运动技能、身体健康、心理健康和社会适应五个领域细化至具体的运动项目教学之中,切实提高领域目标的操作性。根据上述原则,指导实验体育教师进行体质健康教育课程目标的重新修订,并将修订的目标贯彻执行到实验班级教学之中。新修订的课程教学目标为:增强学生体能,使学生能够掌握和应用基本的体育与健康知识和运动技能;从心理动机和需求出发,培养和强化学生的体质健康信念和自我效能等运动内驱机制,塑造学生的运动兴趣和爱好,使其形成运动坚持的习惯;增强学生的社会适应能力,使其具有较好的社交能力和协作精神;增强学生对自身和群体健康的责任感,使其形成健康的生活方式;发扬体育精神,使学生形成不畏困难、乐观开朗的生活态度。[①]

---

① 甄志平.体育与健康教育对中学生体质干预的实验研究[M].北京:北京师范大学出版社,2013:53.

第二,形成多元化、层次性体质健康教育课程内容体系。课题组以本研究所创新的体质健康教育之学习论、课程论、教学论为理论基础,在教育干预前多次咨询和征求教育专家和资深中学高级体育教师的意见和建议,按照《体育与健康课程标准》的相关要求,参照国内数本优秀《体育与健康》教科书的内容框架和项目设置,并结合实验学校的实际情况和学生的现实需求,设计以必修课、选修课、课外活动和讲座为主要内容的教学板块,选取耐久跑、足球、武术、花样跳绳、体育游戏等项目为主体的教学内容(见表6-3所示),力图充分调动学生学习的主体性和能动性,达到良好的教学效果和增强学生体质的目的。

表6-3　教育干预实验《体育与健康》课程教学内容[①]

课程性质	课程类别	教学内容	干预维度
必修课	理论课	健康管理	整体健康观
		体质健康信念与体质健康	体质健康信念
		自我效能与体质健康	自我效能
		体育锻炼科学方法与运动处方	体育锻炼科学观
		青春期生理与心理健康	青春期健康自我关注
		运动损伤防护与体质测试	运动安全意识、体质的科学原理与方法
	实践课	耐久跑、足球、花样跳绳(校本)、体育游戏	创设真实的问题情境,调动学生的学习兴趣和积极性,使学生在运动参与中增强体质健康信念,提升自我效能水平,促使学生真正发自内心地喜欢上体育课和体育运动,让运动健身融入学生生活,最终到达增强学生体质的目的。
选修课	限选课	以校内体育俱乐部为依托,男生以武术、球类、耐久跑为主;女生以形体和健美操为主。每位学生限选1项	选修课作为必修课的有益补充和延伸。学生可以根据自身的兴趣、爱好,选择自己喜欢的运动项目进行深入学习。在学习过程中,因为兴趣、爱好等强大心理内驱力量的作用,学生的体质健康信念和自我效能感都会得到大幅提升,为终身体育意识和能力的形成打下坚实的基础。

①甄志平.体育与健康教育对中学生体质干预的实验研究[M].北京:北京师范大学出版社,2013:54-55.

续表

课程性质	课程类别	教学内容	干预维度
课外活动	大课间操	耐久跑、花样跳绳（校本）、广播体操	增强学生的有氧代谢能力,发展学生关节与肌肉配合的灵活性和协同性,达到增强体质的目的。因为实验班学生接受了更加系统、科学的体质健康知识和信念教育,其自我效能水平会更高,所以做动作会更加卖力,也会更标准到位,锻炼效果自然更好。
	主题班会 协作教学 体育社会调查 体育竞赛 趣味运动会	邀请班主任主持开展以体育锻炼与身心健康为主题的班会；聘请生物老师讲授生理与健康知识；诚邀美术老师指导健身宣传栏的设计与绘制,并组织学生举办体育锻炼漫画展；组织学生成立兴趣小组,开展体育社会实践调查；组织校内精彩体育比赛和趣味运动会	为学生创设良好的运动健身氛围,争取其他相关学科教师的理解和支持；使学生通过调查、观摩和亲身参与等方式进行体育课外实践,更好地发现和感悟体育的魅力与真谛。
讲座	针对学生	运动与营养	拓展学生体育知识的广度和深度,提高其知识水平,优化认知结构；使学生树立正确而积极的体育观和健康观,提高其信念和效能水平。
		运动坚持与成功	
		体育运动与课业负担	
		生活不良嗜好与健康	/
		树立体质健康观念,走向健康人生	

　　第三,积极引入翻转课堂、项目式"SPARK"教学等新型体育教学模式,对实验教师进行教学内容培训,并指导实验教师进行体育课件制作、体育微课程设计和翻转体育课堂设计等。具体培训内容如图6-1所示。

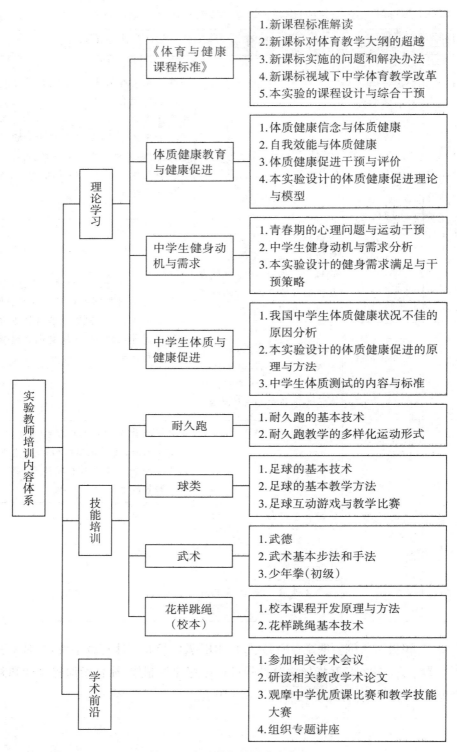

图6-1　实验教师培训内容体系

第四,全面梳理体质健康教育课程教学过程,组织体育教育专家、资深体育教师和干预实验教师共同精心设计每一过程中的每一个环节安排。

第五,建立以学生为主导的教学体系,从准备活动到技能学习、技能复习、整理活动等,组织体育教师设计以学生为主导的教学情境。在这种教学情境中,教师起辅助、引导作用,不能用教师、课本的权威来压制学生的探索和创新,师生间在"苏格拉底式对话"中相互启发、相互激励,使学生对锻炼行为的价值和作用有更加深入、全面的认识,进而有利于增强学生的体质健康信念。同时,学生信念的增强会提高其运动参与水平和运动认知层次,学生在运动汗水的尽情挥洒中感受和体验到成功的乐趣,这有助于提高学生对自我运动能力的预期,增强信念,进而自我效能可以得到很好的激发和强化。教师不再需要和使用制度所赋予的权威逼迫学生参加体育锻炼,一种内在、共生、质感的动力机制在师生间的情感和信息交流与互动中得以确立,学生的运动参与热情也真正得到了彰显和释放。

第六,科学采用教学方法,充分利用探究式学习、分组学习等形式,建立新型体育课程教学方法体系,如表6-4所示。

表6-4 干预实验中常用的教学方法

方法	操作要领	注意事项
运动参与	1.教师要精通体育运动的一般规律和青少年学生运动参与的特殊要求; 2.积极营造一种和谐、愉快的运动参与氛围,激发学生的运动热情和兴趣; 3.在运动参与中,要使学生全身心地融入角色和场景之中,充分体验和感悟运动的快乐和真谛,真正喜欢上体育、爱上运动; 4.在运动参与中,使学生充分了解自己的身体状况和运动能力,并指导学生制订运动处方。	1.教师要注意调控运动量和运动频率,避免运动损伤; 2.要注意调动每一位学生的运动参与意识和热情。
分组练习	1.分组时,每组要选出1名小组长负责组织练习。该组长一般由运动技术掌握好或组织能力强的学生担任; 2.分组时,一般按照学生运动技能掌握的层次和水平进行均衡划分,好、中、差相结合,形成互帮互助、共同进步的学习氛围; 3.要为学生设置一定的练习目标,该目标要难度适宜,要使学生付出一定努力后才能达成。	1.注意为学生创设一定的学习情境,调动学生的学习热情; 2.注意引导学生通过合作与探究,共同达成学习目标。

续表

方法	操作要领	注意事项
体育调查	1.为学生设置几个调查主题和题目,使学生自由组合,形成调查组。调查主题和题目的确定不是教师单方面行为,而是教师和学生经过充分沟通后共同确定的; 2.要求学生在调查组中明确分工,并制订调查计划和提纲; 3.调查组在充分调研和讨论的基础上,形成并提交调查报告; 4.组织学生对调查报告进行展示交流活动,教师给予点评,使各调查组可以更好地补充和完善调查报告。	注意调查主题一定是学生最想了解,最能反映学生心声的内容。
体育游戏	1.根据教学内容选择体育游戏,教师在活跃的课堂气氛中引出本堂课的教学内容; 2.在进行体育游戏时,教师可借助音响、道具等辅助手段,更好地调动课堂气氛,激发学生的积极性和参与性。	注意调控学生的情绪,避免因学生过度兴奋而影响教学秩序和进度。
教学比赛	1.根据教学内容,选定比赛项目,使学生很好地展示学习成果; 2.打造比赛团队,把每个参赛班级划分为运动员组、后勤保障组、啦啦队组、教练组和宣传组等,保证每位学生都是赛事的参与者,培育学生的团队精神和集体荣誉感; 3.对比赛裁判进行严格培训,保证比赛执裁的正确与公正; 4.在实验学校、社区和家庭范围内进行积极宣传,扩大赛事影响力,形成崇尚运动、积极健身的学校、社区和家庭体育文化氛围。	1.注意对参赛队员进行安全教育,使比赛在安全的前提下保证竞技性; 2.注意比赛中的身体对抗,严禁肢体冲突事件的发生,最大限度地释放赛事正能量。
趣味运动会	1.充分发挥学生干部和体育骨干的作用,使其组成组委会,负责运动会的策划、筹备和执行等方面的工作; 2.将运动会的项目设计和规则制订工作下放到各实验班级,充分发挥学生的聪明才智,调动学生的参与热情。	注意项目的最终确定原则是趣味性和参与性相结合,保证学生参与的积极性和全员性。
健康快车	1.在每节体育课的结束部分,向学生介绍一则健康知识,并要求学生在生活中加以注意和应用; 2.检查学生的应用情况,并让学生分享心得和收获; 3.健康知识开始由老师介绍,逐渐过渡到由学生轮流组织材料进行介绍。	注意健康知识的介绍范围应贴近学生的生活和学习,且简单易行。

续表

方法	操作要领		注意事项
案例分析	1.教师要认真备课,结合教学目的和内容,给学生介绍发生在他们身边的经典案例; 2.介绍案例时,要理论联系实际,引导学生将课上学到的知识和技能应用到现实生活中; 3.引导学生学会思考,通过分析他人行为,思考对自己的启迪意义和作用。		注意案例分析时,要深入浅出,便于学生理解。
经典比赛录像赏析	1.根据教学内容,选择录像赏析的内容; 2.在赏析过程中,要引导学生反思自己的技术动作,发现存在的问题,并通过对照、模仿和练习加以纠正。		注意录像赏析不仅要加深学生对教学内容的感性认识,更为重要的是引导学生发现自身问题并加以解决。
健康知识竞赛	1.在干预实验中期,组织3个实验班级开展一次健康知识竞赛; 2.竞赛设置健康知识抢答、运动损伤现场救护操作和运动处方制订等环节; 3.竞赛按照积分,决出优胜奖、组织奖和参与奖,并颁发奖杯。		注意竞赛不设置题库,但知识范围都涵盖于平时课堂教学内容之中,真正起到检验学习效果、激发学习热情的作用。
讲座	针对学生	1.运动与营养; 2.运动坚持与成功; 3.体育运动与课业负担; 4.生活不良嗜好与健康; 5.树立体质健康观念,走向健康人生。	1.针对学生的健康知识讲座每月安排1次,共5次(实验干预时间为1个学期,约5个月); 2.在实验开始前,对实验教师进行集中培训,并开展2次专题讲座; 3.在实验开始前和实验中期面向实验班级学生家长举办2次专题讲座。
	针对教师	1.本次实验研究的意义、目的、总体框架、实验内容与要求; 2.青少年学生体质健康教育理论与实践。	
	针对家长	1.中学生身心健康问题与运动干预对策; 2.家庭体育教育在子女健康与成才中的重要作用。	

第七,重塑体育教学管理体系。对实验教师和学生进行广泛宣传,加强体育课程纪律,提高课程管理的规范性。同时,邀请体育教育专家和资深体育教师对体育课程实施过程定期进行质量监控,并量化打分,努力提升体育课程实施的效果。

②大力提高学生的体育认知水平和参与程度

通过意义构建学习和主体建构行动论的实施,促进学生提高对体质健康教育课程的认知水平和参与程度。第一,研究学生体质健康动机和需求,因需施教。通过宣传教育等多种形式,从健身健美、塑造体型、课余休闲、提升健康水平、磨炼意志等多个角度,正确引导学生需求,强化学习动机。第二,提高学生认知水平。利用精彩的体育赛事、学术大师等宣传体育精彩之处以及重要价值,提高学生参加体育运动的兴趣、动机和需求,正确认识体质健康教育的重要价值和作用。第三,以学生为主设计体质健康教育课程的学习体系。设计学生技能展示、学习互动、探究式学习、竞赛活动等环节,强调课程传授过程中学生的主动参与。第四,加强对学生认知和参与的评价。设计健康知识竞赛和体育调查等考核环节,加强对学生健康知识与技能的考查。学习成绩评价中,增加学生课上和课下体育活动参与的成绩比重,提高学生对体育参与的重视程度。

③加强学校条件保障和制度安排

对实验学校体育场地设施、体质健康宣传、校园体育文化等条件和制度进行强化和改进。第一,干预实验开始前,积极与实验学校领导沟通,取得学校领导和体育教研组老师的支持和帮助,确保干预实验的顺利进行。第二,在实验过程中,课题组与实验班级的班主任和相关学科教师建立了干预联动机制,发挥教育干预的合力作用。第三,项目负责人充分利用所在单位(高校)的优质资源,为研究提供人力和智力支持,如邀请本单位知名专家对实验设计内容进行指导,并对实验教师进行培训和教学质量监控;聘请本单位硕士研究生进行体质测试和数据收集、整理工作等。第四,在实验过程中,课题组为实验班级组织丰富多彩的体育比赛和趣味体育展示交流活动,让学生亲身体验和感悟体育运动的魅力。第五,加大体育场馆、设施的开放力度,专门安排实验教师指导实验班级学生的课外活动,并进一步加强校内体育俱乐部的建设。第六,在实验学校网站、宣传栏、体育场、学生社交平台等,定期发布学生体质健康教育的文件、知识、公告、活动等信息,营造良好的环境氛围。第七,加强校园文化中体育特色宣传,将体育融入到校园文化之中,形成校园体育文化氛围。

(2)加强家庭对学生体质健康教育的支持

通过召开学生家长会、参与学生家长委员会、定期开展讲座等多种形式,提高家长对体质健康教育的认知水平,引导家长和学生一起参加体育锻炼,支持学生积极参加体育活动,共同保持健康良好的生活方式,促使体育成为家庭生活的重要组成部分。

（3）争取社区和社会环境对学生体质健康教育的支持

与实验学校所在的新光社区进行沟通,争取社区和社会环境对学生体质健康教育的支持:一是与社区文体管理人员一起,调查社区体育场地并制订了社区体育场地开放指南,及时服务于青少年学生和社区居民;二是在社区公告栏、社区宣传栏等区域,张帖了标语、健身知识等,向广大青少年学生和社区居民宣传体育健身;三是派驻实验教师,支持社区体育活动的组织,同时,每周六上午安排实验教师2名负责组织开展社区学生体育活动和社区居民健身指导。

● 6.4.3　实验成果检验

在实验中期(2015年11月)和实验后期(2016年1月),分别对学生干预后的体质健康教育成果进行检验,检验方式包括两类。第一类,问卷调查。运用"体质健康信念量表"和"自我效能量表"对学生进行调查,主要考核学生的体质健康信念和自我效能的变化情况。另外,通过课余时间运动参与调查,了解学生在课余时间进行运动的时间和频率。同时,对教师、家长进行访谈,了解学生体育锻炼行为以及日常生活方式的情况。第二类,通过学生体质健康标准测试,评价学生体质健康水平变化的情况。集中测验共分为三次:第一次,实验前测验,时间为2015年9月,对被试学生的体质健康信念、自我效能、运动参与和体质健康水平情况进行测试;第二次,实验中期测验,时间为2015年11月,检验实验过程中实验班和对照班学生体质健康信念、自我效能、运动参与和体质健康水平的差异性;第三次,实验后期测验,时间为2016年1月,检验实验完成后学生的体质健康信念、自我效能、运动参与和体质健康水平的变化情况。

6.5　干预结果与分析

根据实验设计,学生体质健康干预结果包括体质健康信念、自我效能、课余时间运动参与、身体形态、身体机能和身体素质6个方面的结果。根据对实验前、实验中和实验后实验班和对照班学生成绩的 t 检验,分析其差异的显著性水平,如果 $P>0.05$ 说明在0.05显著性水平上实验班和对照班学生测试结果不存在差异,如果

$P<0.05$说明在0.05显著性水平上实验班和对照班学生测试结果存在显著差异。经测试,实验中期,实验班和对照班学生未体现出显著差异,可能是实验实施的时间过短的原因造成,为此本研究重点对实验前和实验后的测试结果进行了t检验和对比分析,具体结果如下。

● 6.5.1 学生体质健康信念的变化情况

实验干预后,实验班与对照班比较,在知觉锻炼益处、体质评价态度、体质强弱与患病易感性、体质评价结果关注四个条目上的评分均高于对照班,差异均有统计学意义($P<0.05$)。具体结果详见表6-5。

表6-5 干预前后受试学生体质健康信念评分比较($\bar{X} \pm S$)

项目	班级	实验前			实验后		
		$\bar{X} \pm S$	t	P	$\bar{X} \pm S$	t	P
体质评价态度	实验班	12.44±0.65	−0.26	>0.05	15.44±0.51	1.27	<0.05
	对照班	12.57±0.46			13.64±0.27		
知觉锻炼益处	实验班	13.06±0.62	−0.96	>0.05	15.42±0.56	0.96	<0.05
	对照班	13.42±0.56			12.99±0.51		
体质强弱与患病易感性	实验班	12.12±0.66	−0.27	>0.05	14.73±0.65	0.76	<0.05
	对照班	12.01±0.54			12.63±0.31		
知觉疾病与体弱的严重	实验班	11.34±0.28	−0.19	>0.05	12.76±0.21	0.25	>0.05
	对照班	11.37±0.26			12.09±0.36		
体质评价结果关注	实验班	12.24±0.27	−0.29	>0.05	15.45±0.23	0.95	<0.05
	对照班	12.29±0.41			12.32±0.51		

经过干预实验后,实验班学生对"知觉锻炼益处"条目的认知明显提高,在该条目上的得分也有大幅提高。这说明本研究设计的体质健康教育内容和模式,使学生对于体育锻炼的价值和作用有了更加深入、全面的认识,使学生的锻炼与健身意识得到了正向强化。

干预前,两班受试学生在"体质评价态度"条目上的得分仅次于"知觉锻炼益处"条目。究其原因,笔者认为,健全的学生体质监测制度和体育成绩计入中考总成绩两个方面的因素是该条目得分高的主要原因。干预后,实验班学生在"体质评价态度"条目上的得分显著提高,说明学生对于自身的体质评价态度更加积极主动,同时参与体育运动的热情和持续性更好。

"体质评价结果关注"条目在干预前得分居中,说明在中学生中,仍有部分学生不太重视体质健康评价结果,认为体质健康评价仅是学校对国家政策的执行,与自身的关系不大。因此,本研究采用三维立体式(社区、学校、家庭)的教育干预模式,使学生、家长、教师组成利益共同体,注重社区宣传、学校教育、家庭影响等综合教育效果的发挥。同时,针对现代信息社会的特点,在对受试学生进行集中辅导的同时,有意识地引导学生通过网络、图书、报刊等信息渠道,搜寻关于体质健康评价方面的资料,主动建构自身正确的评价态度和关注观念。上述教育干预模式和手段都促进了学生对体质健康评价结果的认识和了解,形成了良好的认知循环。实验结果显示,经过干预后,实验班学生"体质评价结果关注"条目得分显著提高。

干预前,两组受试学生在"体质强弱与患病易感性"和"知觉疾病与体弱的严重性"两个条目上的得分最低。这说明初中学生参加体育锻炼并不是因担心疾病发生而进行锻炼。有研究表明,这两个条目在老年受试者的健康信念研究中得分较高[1]。这可能与青春期的学生正处于生命力最旺盛的阶段,对疾病的经历不足有关。经过干预后,实验班学生在"体质强弱与患病易感性"条目上的得分显著高于对照班,表明该组受试学生对于参加体育运动预防疾病方面的关注程度有所增加。

• 6.5.2 学生自我效能的变化情况

实验干预后,实验班与对照班比较,在情绪效能、人际交流和身体健康三个条目上的评分均高于对照班,差异均有统计意义($P<0.05$)。具体结果详见表6-6。

表6-6 干预前后受试学生自我效能评分比较($\bar{X} \pm S$)

项目	班级	实验前			实验后		
		$\bar{X} \pm S$	t	P	$\bar{X} \pm S$	t	P
人际交流	实验班	13.01±2.45	−0.29	>0.05	15.01±3.41	0.23	<0.05
	对照班	13.23±2.43			13.13±3.55		
身体健康	实验班	13.22±2.59	−0.25	>0.05	14.89±3.28	0.34	<0.05
	对照班	13.27±2.68			13.43±3.26		
休闲愉悦	实验班	13.26±3.23	−0.27	>0.05	13.87±3.43	0.74	>0.05
	对照班	13.49±3.43			13.03±3.28		

[1] 董汉婴.北京市民体育锻炼参与度研究[D].北京体育大学,2012:15-20.

续表

项目	班级	实验前			实验后		
		$\bar{X} \pm S$	t	P	$\bar{X} \pm S$	t	P
体适能	实验班	12.52±2.41	−0.29	>0.05	13.44±3.23	0.69	>0.05
	对照班	12.66±2.52			13.20±3.01		
情绪效能	实验班	12.42±2.78	−0.37	>0.05	14.23±3.38	0.20	<0.05
	对照班	12.67±2.05			13.12±2.96		
生活评价	实验班	12.35±2.26	−0.42	>0.05	13.33±2.91	0.51	>0.05
	对照班	12.84±2.63			13.10±2.17		

表6-6所呈现的数据显示,在干预前,两班受试学生自我效能评分结果排序中,"人际交流"和"休闲愉悦"两个条目得分较高,这说明初中生参加体育锻炼的目的在很大程度上是结交朋友和放松身心。"体适能"和"生活评价"两个条目,在干预前后得分都较低,这表明受试学生还未认识到体育锻炼对生活品质的影响和对自身体质健康的关注程度不够。经过干预后,实验班学生在"情绪效能""人际交流"和"身体健康"三个条目上的得分显著提高,这说明本研究所设计的体质健康教育可以有效提高学生参加体育运动的自我愉悦程度,帮助学生克服体育知识与技能学习过程中的挫折感,获得较高的情绪调节能力。另外,本研究所采用的教育模式和手段多以团队合作、成员分工协同等方式为载体,这样就为学生提供了良好的相互学习和交流的平台,增强了学生的人际交往和社交能力。同时,学生在参加体育锻炼的过程中,通过适当的运动负荷和运动频率的刺激,提高身体素质是顺理成章的事情。[①]

• 6.5.3 学生课余时间运动参与的变化情况

学生课余时间运动参与情况主要选用周运动时间和周运动频率百分比两个指标进行评价。实验干预后,实验组与对照组比较,周运动时间和周运动频率百分比均高于对照组学生,差异均具有统计意义($P<0.05$)。具体结果详见表6-7。

---

① 金宗强,姜卫芬,鲍勇,等."阳光体育运动"背景下中学生体育课运动负荷测试分析[J].成都体育学院学报,2014,40(1):79-84.

表6-7　干预前后受试学生课余时间运动参与比较($\bar{X} \pm S$)

项目	班级	实验前			实验后		
		$\bar{X} \pm S$	t	P	$\bar{X} \pm S$	t	P
运动时间	实验班	0.49±0.42	−1.09	>0.05	0.91±0.61	−7.65	<0.05
	对照班	0.49±0.43			0.57±0.34		
运动频率	实验班	≥3(13.2%)	−1.59	>0.05	≥3(50.2%)	−5.29	<0.05
	对照班	≥3(12.9%)			≥3(23.2%)		

注：周运动频率百分比是指每周参加运动次数3次及以上学生的人数在总人数中的占比。

良好的锻炼效果以及体质健康的保持与增强，取决于体育运动的次数、运动的时间以及锻炼习惯的坚持等因素[①]。表6-7所呈现的数据显示，干预后，实验班学生与对照班学生比较，在"周运动次数比例"和"周运动时间"两个指标上出现大幅提升，呈现显著性差异。这表明实验班学生在接受体质健康教育综合干预后，已基本养成体育锻炼的习惯，已将运动融入日常课余生活，增加了体育锻炼的时间和频率，为体质的增强和健康状况的改善奠定了坚实的基础。

● 6.5.4 学生身体形态的变化情况

身体形态主要选用身高、体重、体重指数（BMI指数）三个指标进行评价。如表6-8所示，实验前，实验班和对照班学生在身高、体重以及体重指数方面不存在显著性差异（$P>0.05$）。实验后，实验班平均身高为155.4厘米，对照班平均身高为154.2厘米，P值大于0.05，说明实验后学生的身高未产生显著变化。实验后，实验班平均体重为47.3千克，对照班平均体重为48.8千克，两班之间的t检验后P值大于0.05，说明实验前后学生的体重未产生显著变化。实验后，实验班体重指数平均值为19.3，对照班体重指数平均值为18.1，两类班级之间的P值小于0.05，说明实验班和对照班学生的体重指数均值具有显著差异性。为此，得出以下判断：第一，中学生处于身体快速生长发育期，实验前后学生身高和体重的变化差异性不大，说明短时间内体质健康教育对身高和体重的影响并不明显；第二，实验前后学生的体重指数产生了显著变化，说明体质健康教育对学生身体形态的塑造具有一定的价值和作用。

---

① 乔玉成.青少年锻炼习惯的养成机制及影响因素[J].体育学刊,2011,18(3):87-94.

表6-8　干预前后受试学生身体形态比较($\bar{X} \pm S$)

项目	班级	实验前			实验后		
		$\bar{X} \pm S$	t	P	$\bar{X} \pm S$	t	P
身高	实验班	154.6±6.02	1.75	>0.05	155.4±5.96	1.67	>0.05
	对照班	153.4±7.14			154.2±6.87		
体重	实验班	46.8±6.79	0.96	>0.05	47.3±6.76	0.84	>0.05
	对照班	47.7±7.15			48.8±6.62		
体重指数	实验班	18.2 ± 3.69	1.68	>0.05	19.3 ± 2.36	1.32	<0.05
	对照班	17.9 ± 4.20			18.1 ± 3.15		

注：身高单位为"厘米"，体重单位为"千克"，体重指数单位为"千克/米^2"。

6.5.5 学生身体机能的变化情况

学生体质健康监测中，身体机能测试指标相对有限，主要采用肺活量和坐位体前屈反映身体机能，其中肺活量代表呼吸系统机能指标，坐位体前屈代表运动系统关节活动度机能指标。从肺活量分析，实验前，实验班和对照班的男生肺活量和女生肺活量均未体现出差异性；实验后，实验班男生肺活量平均值为3396毫升，对照班男生肺活量平均值为3212毫升，t检验后P值<0.05，说明实验班男生肺活量发生了显著变化；实验班女生肺活量平均值为2466毫升，对照班女生肺活量平均值为2259毫升，T检验后P值<0.05，说明实验班女生肺活量发生了显著变化。从坐位体前屈情况分析，实验前后男生和女生的坐位体前屈均值都未发生显著的变化，总体而言，女生坐位体前屈成绩优于男生。学生身体机能变化情况如表6-9所示。

表6-9　干预前后受试学生身体机能比较($\bar{X} \pm S$)

项目	班级	实验前			实验后		
		$\bar{X} \pm S$	t	P	$\bar{X} \pm S$	t	P
肺活量：男	实验班	3045±14.3	1.12	>0.05	3396±11.3	1.06	<0.05
	对照班	3022±15.7			3212±15.1		
肺活量：女	实验班	2132±16.2	0.99	>0.05	2466±6.76	0.89	<0.05
	对照班	2170±17.1			2259±6.62		

续表

项目	班级	实验前			实验后		
		$\bar{X} \pm S$	t	P	$\bar{X} \pm S$	t	P
坐位体前屈:男	实验班	6.9±3.96	1.28	>0.05	7.3±3.45	1.21	>0.05
	对照班	7.0±4.14			7.2±3.71		
坐位体前屈:女	实验班	10.4±3.76	1.36	>0.05	12.0±3.35	1.29	>0.05
	对照班	10.3±3.55			11.7±3.62		

注:肺活量单位为"毫升",坐位体前屈单位为"厘米"。

● 6.5.6 学生身体素质的变化情况

学生身体素质测试项目主要包括50米跑(速度和爆发力素质指标)、男生1000米跑(耐力素质指标)、女生800米跑(耐力素质指标)、男生引体向上(力量素质指标)、女生仰卧起坐(力量素质指标)。①实验后,实验班和对照班男、女生50米跑成绩都有所提高,但两者都未产生显著的差异,说明体质健康教育干预对学生速度素质影响不明显。②实验前,男生1000米跑成绩差异不显著,经过干预实验后,实验班男生平均成绩为259秒,对照班男生平均成绩为270秒,t检验显示两者之间的P值小于0.05,差异性显著,说明本研究设计的体质健康教育干预对男生的耐力素质产生了正向影响作用。实验前,女生800米跑成绩差异不显著,经过干预实验后,实验班女生平均成绩为244秒,对照班女生平均成绩为256秒,t检验显示两者之间的P值小于0.05,差异性显著,说明体质健康教育干预对女生的耐力素质产生了正向影响作用。③实验前,男生引体向上成绩差异不显著,经过干预实验后,实验班男生平均成绩为3.6个,对照班男生平均成绩为2.9个,t检验显示两者之间的P值小于0.05,差异性显著,说明体质健康教育干预对男生的力量素质产生了正向影响作用。④实验前,女生仰卧起坐成绩差异不显著,经过干预实验后,实验班女生平均成绩为37.8个,对照班女生平均成绩为34.2个,t检验显示两者之间的P值小于0.05,差异性显著,说明体质健康教育干预对女生的力量素质产生了正向影响作用。实验前后学生身体素质变化情况,如表6-10所示。

表6-10　干预前后受试学生身体素质比较($\bar{X} \pm S$)

项目	班级	实验前			实验后		
		$\bar{X} \pm S$	t	P	$\bar{X} \pm S$	t	P
50米跑:男	实验班	8.45 ± 3.12	1.78	>0.05	8.11 ± 2.63	1.65	>0.05
	对照班	8.41 ± 4.23			8.20 ± 3.66		
50米跑:女	实验班	9.77±4.26	2.10	>0.05	9.71±3.98	1.97	>0.05
	对照班	9.65±5.07			9.63±4.02		
1000米跑:男	实验班	287±15.1	0.78	>0.05	259±11.3	0.71	<0.05
	对照班	281±16.6			270±14.2		
800米跑:女	实验班	261±13.8	0.91	>0.05	244±12.1	0.84	<0.05
	对照班	263±15.2			256±14.6		
引体向上:男	实验班	2.7±1.64	1.19	>0.05	3.6±1.24	1.01	<0.05
	对照班	2.9±2.07			2.9±1.91		
仰卧起坐:女	实验班	32.6±5.48	1.20	>0.05	37.8±4.55	1.09	<0.05
	对照班	33.1±6.15			34.2±5.17		

　　注:50米跑单位为"秒",1000米跑单位为"秒",800米跑单位为"秒",引体向上单位为"个",仰卧起坐单位为"个"。

6.6　本章小结

　　充分考虑实验对象的代表性、实验方案的可行性、实验干预的科学性和实验监控的有效性,本章选取新九学校初二学生作为研究对象,进行了持续性的跟踪实验研究,旨在达成对本研究所建构的体质健康教育创新理论进行检验、修订、完善和试点推广的目的。

　　采用对照实验的形式,将研究对象分为实验班和对照班,进行体育教学、学校保障、制度安排、运动认知、家长影响、家庭支持、生活方式、社区体育、体育文化和社会舆论等方面的教育干预,在实验前、中、后分别对实验班和对照班学生进行体质健康信念、自我效能、课余时间运动参与、身体形态、身体机能和身体素质测试,通过 t 检验确定干预效果的显著性。

制订了体育教学、学校保障、制度安排、运动认知、家长影响、家庭支持、生活方式、社区体育、体育文化和社会舆论等10个方面的干预内容和策略。全面优化体质健康教育课程教学工作，构建新型体质健康教育课程教学目标体系，建设具有体质健康教育特色的教学模式，全面梳理体质健康教育课程教学过程，建立以学生为主导的教学体系，形成多元化、层次性体质健康教育内容体系，科学采用教学方法，重塑体育教学管理体系。大力提高学生的认知水平和参与程度，研究学生体质健康动机与需求，因需施教，提高学生认知水平，以学生为主设计体质健康教育课程的学习体系，加强对学生认知和参与的评价。加强学校条件保障和制度安排，对实验学校体育场地设施、体质健康宣传、校园体育文化等条件和制度进行强化和改进。争取社区和社会环境对学生体质健康教育的支持，加强家庭对学生体质健康教育的支持。

经过体质健康教育干预实验后，实验班学生的体质健康信念和自我效能水平与对照班相比，得到了显著提高。实验班学生课余时间运动参与的时间和频率较对照班相比也具有显著优势，这就为实验班学生体质的增强和健康状况的改善奠定了坚实的基础。实验前后学生的体重和身高未产生显著变化，体重指数产生了显著的差异性，体质健康教育实验对身高和体重影响不显著，但对体重指数的影响显著，体质健康教育对学生身体形态的塑造具有一定的价值和作用。体质健康教育实验对身体机能中的肺活量具有正向促进作用，男、女生肺活量都有了显著的增加，但是体质健康教育干预对学生坐位体前屈成绩影响不明显。实验后，实验班和对照班男、女生50米跑成绩都有所提高，但两者都未产生显著的差异，说明体质健康教育干预对学生速度素质影响不明显。男生1000米跑成绩和女生800米跑成绩，在实验后有了显著提高，说明体质健康教育干预对学生耐力素质产生了正向影响作用。男生引体向上成绩和女生仰卧起坐成绩，在实验后都有了显著的提高，说明体质健康教育干预对力量素质产生了正向影响作用。

综上所述，学校、社区和家庭的体质健康教育综合干预，可以有效提高青少年学生的体质健康信念和自我效能水平，促进学生的运动参与和体育锻炼习惯养成，进而提升学生的体质健康水平。实验结果充分检验和验证了本研究所构建的体质健康教育创新理论与方法的科学性和有效性。

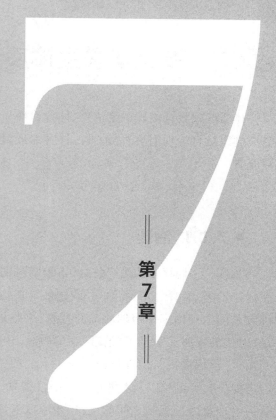

第 7 章

青少年学生体质健康教育
治理研究

党的十八届三中全会审议通过的《中共中央关于全面深化改革若干重大问题的决定》提出,"全面深化改革的总目标是完善和发展中国特色社会主义制度,推进国家治理体系和治理能力现代化"。这说明国家治理体系和治理能力的现代化建设,将成为未来一个时期全面深化改革的主要内容和奋斗目标。青少年学生体质健康教育治理体系作为国家治理体系的重要组成部分,其体系和能力的现代化问题也将被提上议事日程。上文通过青少年学生体质健康教育的理论基础构建,明确了体质健康教育的理论指导,分析青少年学生体质健康教育的现状剖析了体质健康教育的现实问题,对青少年学生体育锻炼行为促进模型进行探讨建立了体质健康促进机制,创新青少年学生体质健康教育理论明确了发展思路,实验验证了青少年学生体质健康教育理论,由此研究确定,促进青少年学生体质健康教育的关键在于促进体制机制的转变,建立符合中国国情的青少年学生体质健康教育治理体系。青少年学生体质健康教育治理体系主要包括:治理结构、治理运行机制、治理路径和治理对策等内容。

7.1　青少年学生体质健康教育治理内涵

体质健康教育治理源于治理、体育治理和教育治理,属于下位概念的范畴,研究体质健康教育治理需沿着"治理—体育治理、教育治理—体质健康教育治理"的路径展开。

● 7.1.1　治理

"治理"一词存在的历史悠久,古希腊时期的治理是操纵、统治和控制的意思,其主旨在于国家和社会的统治①。我国最早在《孟子》中出现了"治理",其意义是"治国理政",即治理国家和梳理政务的意思,主要是对国家政治和公共事务的统治②。但是,时代的发展又赋予了"治理"新的内涵,1989 年世界银行对非洲国家政局评判时使用了"治理危机",治理重新引发了人们的关注和学者们的探讨。世界银行、全球治理委员会等组织以及罗西瑙、斯托克、穆勒、科赫等学者创立了治理理论。罗西瑙认为治理是处理规制之间的空白、矛盾或者冲突时协调相互利益的原则、规范和规则等制度安排③;全球治理委员会将治理定义为:公共机构和私人部门、个体通过规章制度以及非正式安排协调各方利益,处理共同事务所采取的联合行动的持续过程④。我国学者也对治理进行了大量的研究,尤其是在十八届三中全会提出"国家治理体系和治理能力现代化"的时代背景下,如俞可平提出治理是在一定范围和一定领域中运用权威调动各利益攸关方共同满足公众需求的过程和体系⑤。上述治理的研究显示出:第一,治理主体多元化,不仅包括公共机构,还包括社会组织、私人机构和个体等利益相关主体。第二,治理制度化,治理依靠法律、规章和制度等得以实施。第三,治理过程化,治理是一个持续改进的过程。第四,治理公众化,治理的目标是满足公众的需求,同时治理过程中需要公众的广泛参与。

---

① 杨桦.深化体育改革推进体育治理体系和治理能力现代化[J].北京体育大学学报,2015,38(1):1-7.

② 张静.国家与社会[M].杭州:浙江人民出版社,1998:1.

③ [美]詹姆斯·N.罗西瑙.没有政府的治理——世界政治中的秩序与变革[M].张胜军,刘小林,等译.南昌:江西人民出版社,2001:9.

④ 俞可平.治理与善治[M].北京:社会科学文献出版社,2000:270-271.

⑤ 俞可平.治理与善治[M].北京:社会科学文献出版社,2000:5.

● 7.1.2 体育治理与教育治理

在国家治理不断细化的过程中,经济社会中的不同领域产生了行业治理,如体育治理、教育治理等。

（1）体育治理

20世纪90年代,美国就有了体育治理的研究,在《全球社会的体育治理》（*Sports Governance in the Global Community*）中,将体育治理描述为全球化社会发展中体育如何适应这一进程并实现良好自我发展的过程[1];后期出现的体育治理的研究转为目标和结果导向,用体育善治来代替体育治理,如国际奥委会制定的《奥林匹克和体育运动善治的基本通则》[2]。国内学者对体育治理也做了大量研究,杨桦[3]认为体育治理是治理新方式在体育管理改革过程中的应用,各种机构之间的自愿平等合作以调和相互冲突或不同利益而采取的长久性联合行动,其目的是达到体育管理改革领域中的善治,以最大限度地增进体育公共利益。范叶飞、马卫平指出体育治理高于体育管理,体育治理是多元化的体育利益主体通过系列制度安排,协调各方利益主体共同参与体育公共事务和推动体育发展的持续性过程。[4]

（2）教育治理

教育治理是指国家机关、社会组织、利益群体和公民个体,通过一定的制度安排进行合作互动,共同管理教育公共事务的过程,属于一种新型的民主形态[5]。教育治理体系包括价值追求、教育制度、教育政策三个方面的内容,教育治理价值追求科学、民主和法治,教育制度规范教育治理体制和运行机制,教育治理中充分依靠教育政策制定和教育政策执行[6]。

---

① Thoma J E, Chalip L. Sport Governance in the Global Community [M]. Morgantown: Fit Publishing, 1996: 4-6.

② 杨桦. 深化体育改革推进体育治理体系和治理能力现代化[J]. 北京体育大学学报, 2015, 38 (1): 1-7.

③ 杨桦. 深化体育改革推进体育治理体系和治理能力现代化[J]. 北京体育大学学报, 2015, 38 (1): 1-7.

④ 范叶飞, 马卫平. 体育治理与体育管理的概念辨析与边界确定[J]. 武汉体育学院学报, 2015, 49(7): 19-23.

⑤ 褚宏启. 教育治理: 以共治求善治[J]. 教育研究, 2014, 35(10): 4-11.

⑥ 陈金芳, 万作芳. 教育治理体系与治理能力现代化的几点思考[J]. 教育研究, 2016, 37(10): 25-31.

● 7.1.3 体质健康教育治理

体质健康教育治理是治理在体质健康教育领域的应用,是体育治理和教育治理结合的产物,从隶属关系上,体质健康教育治理从属于体育治理和教育治理,而体育治理和教育治理又源于治理。根据上述治理、体育治理和教育治理的研究,可以将"体质健康教育治理"的内涵界定为:在政府主导下,由政府机构、社会组织和公民个体等相关利益主体共同参与,协同处理青少年学生体质健康教育的公共事务,以保障青少年学生体质健康教育需求和提升青少年学生体质健康水平的持续性活动过程。需要明确的是:第一,政府主导。治理概念中强调多元主体,一定意义上是弱化政府的管理,而青少年学生体质健康教育治理中政府主导是否合适?体质健康教育是关系民生和民族安全的公共事务,属于政府及其行政部门的重要职能,在此处强调的政府职能不能缺失。另外,当前青少年学生体质健康教育治理体系并未真正建立,欲构建青少年学生体质健康教育治理体系,需要明确发起或组织联系的主体,最好的选择应是公众利益的代表者——政府机构。同时,随着青少年学生体质健康教育治理体系的逐渐建立,政府主导的作用可能弱化,但政府职能的作用不可或缺。为此,本研究不同于以往研究的界定,将政府主导纳入青少年学生体质健康教育治理内涵之中。第二,治理主体的明确。将青少年学生体质健康教育治理的主体明确为政府、社会组织(营利性组织与非营利性组织)和公民个体。其中,政府包括中央政府、地方政府、体育、教育、人社、卫生、共青团等职能部门;营利性组织是指具有独立法人资格的体育产业公司和企业;非营利性组织主要包括全国学联、中国青少年研究会、中国儿童少年基金会、中国青年志愿者协会、中国健康促进基金会以及各级各类青少年学生体育社团、俱乐部、运动项目协会等;公民个体包括青少年学生、家长、体育教师以及其他相关公民个体。第三,治理方式。青少年学生体质健康教育的治理方式为共同参与、协同处理,形成了主体之间平等决策的关系,旨在畅通利益主体的意愿表达渠道,明确决策确定的程序。第四,治理目标。青少年学生体质健康教育治理具有行业性和领域性特征,围绕着行业和领域,青少年学生体质健康教育目标是为了满足青少年学生体质健康教育需求,并在此基础上提升青少年学生体质健康水平。此外,治理目标中还包括了"善治",意在达到最佳的治理状态。第五,治理过程。青少年学生体质健康教育治理是一个过程,且该过程是一个持续性改进和提升的过程,包括治理主体的变化、治理方式的改进、治理目标的优化等,处于动态调整和不断改进的发展进程中。

• 7.1.4 青少年学生体质健康教育治理的意义

在青少年学生体质健康教育领域引入治理理念,具有重要的价值与意义。第一,突破青少年学生体质健康教育问题的瓶颈。青少年学生体质健康教育结果不理想,青少年学生体质持续下滑,对教育事业、体育事业的发展造成巨大冲击,而理论工作者和实务工作者不断探索的过程中,一直未出现一致认可和效果良好的政策措施。引入青少年学生体质健康教育治理,为青少年学生体质健康教育问题的解决提供了新的视角和思路,通过治理转变青少年学生体质健康教育中的固有问题。第二,解决青少年学生体质健康教育多头管理的体制问题。教育部门、体育部门、社区、家庭都是青少年学生体质健康教育的重要责任主体,但当前的问题显示,"各个主体都有责任,但各个主体都不负责任",主体之间协同机制没有形成,主体之间的合力作用也未能充分发挥。通过治理理念的引入,青少年学生体质健康教育主体共同参与、协同治理,将会转变多头管理的不利局面。第三,调动各方面力量,构建青少年学生体质健康教育的良好环境。通过治理过程中的参与,形成激励治理主体发挥自身的价值和力量,调动各方主体的积极性,形成共同促进和发展青少年学生体质健康教育的良好社会氛围。

7.2 青少年学生体质健康教育治理结构

治理结构是治理功能形成和发挥的基础,是治理体系的外在形式。研究青少年学生体质健康教育治理,首先应分析青少年学生体质健康教育治理的结构。治理结构是青少年学生体质健康教育治理主体之间的权力安排和关系模式,反映了各类主体在治理体系中的地位和发挥的作用程度[①]。青少年学生体质健康教育治理结构主要包括治理主体结构、治理对象结构、治理方式结构等内容。

---

① 刘亮,王鹤,庞俊鹏,等.全面深化改革背景下我国体育治理结构问题厘析与改革路径研究[J].天津体育学院学报,2015,30(4):351-356.

• 7.2.1 青少年学生体质健康教育治理主体结构

根据前文中的分析,政府、社会组织和公民个体是青少年学生体质健康教育治理的主体。其中,政府包括中央政府、地方政府、体育、教育、人社、卫生、共青团等职能部门,街道办事处、社区居委会等也属于治理主体范畴;社会组织可划分为营利性组织和非营利性组织,营利性组织是指具有独立法人资格的体育产业公司和企业;非营利性组织主要包括全国学联、中国青少年研究会、中国儿童少年基金会、中国青年志愿者协会、中国健康促进基金会以及各级各类青少年学生体育社团、俱乐部、运动项目协会、新闻媒体等;公民个体包括青少年学生、家长、体育教师、社区体育指导员以及其他相关公民个体。

从治理主体结构的情况分析:第一,政府部门一家独大,但未形成发展合力。政府是青少年学生体质健康教育治理的职责主体,但真正履行治理责任的情况却不容乐观,青少年学生体质健康教育处于"说起来重要做起来不要"的尴尬局面。政府所属的教育、体育等行政部门,是青少年学生体质健康教育事务处理的主要职能部门,但是两者各自为战,合作与协同发展青少年学生体质健康教育的机制没有形成。人社、卫生、共青团等政府其他行政部门的主要职能虽不在青少年学生体质健康教育,但是又在各自范围内管理青少年学生体质健康教育的事务,在青少年学生体质健康教育方面的职能发挥不足,也未能有效推动青少年学生体质健康教育的发展。以街道办事处、社区居委会为代表的基层政府派出机构,在青少年学生体质健康教育中负有重要的责任,但青少年学生校外体育活动开展不好,与其职责发挥不足有重要的关系。

第二,社会组织建设不力,未能有效参与青少年学生体质健康教育治理。各级各类青少年学生体育俱乐部和体育运动项目协会自我发展能力不强,内部运行机制和外部适应机制不健全,没有形成以提供青少年学生体育服务为主导的发展机制,在自我运行难以保障的情况下遑论参与青少年学生体质健康教育治理。提供青少年学生体质健康教育服务的企业主体弱小,既数量不足又存在规模弱小的问题,参与青少年学生体质健康教育"有心无力"。新闻媒体等对青少年学生体质健康教育的关注,不仅缺乏数量和质量,还缺乏关注的持续性,导致舆论引导对青少年学生体质健康教育的促进不足,青少年学生体质健康教育的社会氛围未能很好形成,同时,新闻媒体对青少年学生体质健康教育的参与不足。

第三,公民个体治理理念薄弱。治理理念未能有效在广大青少年学生、家长、体育教师等公民个体中广泛普及,对治理参与、治理方式等了解不足,因此,公民个体的意愿表达、价值诉求未能顺畅进入青少年学生体质健康教育治理体系之中。

总之,从治理主体结构分析,青少年学生体质健康教育中政府一家独大,而社会组织和公民个体等利益主体参与不足。

• 7.2.2 青少年学生体质健康教育治理对象结构

青少年学生体质健康教育治理对象非常明确,即为青少年学生,其结构的划分主要是治理对象的范围、所在时间、所处空间等结构关系问题。

(1)根据青少年在学状态,可以将青少年分为在校青少年和不在校青少年。随着我国九年制义务教育的深入实施和高等教育大众化的普及,在校青少年学生数量居多,不在校青少年学生总体数量偏少。从目前体质健康教育治理分析,重点针对的治理对象是在校青少年学生,对不在校青少年学生关注度偏低。

(2)根据青少年学生体质健康教育的时间,可以将体质健康教育划分为课上教育和课外教育。从治理结构分析,治理主体主要关注课上体质健康教育,对课外体质健康教育的关注度偏低。实质上,课外体质健康教育同等重要,它不仅是课上体质健康教育的补充,更是课上体质健康教育的延伸和强化。

(3)根据青少年学生体质健康教育的空间,可以划分为校内体质健康教育和校外体质健康教育(校外可以细分为家庭体质健康教育、社区体质健康教育、社会体质健康教育等)。与上文范围和时间划分相似,治理主体多关注青少年学生校内体质健康教育治理而忽视校外体质健康教育治理,尤其是校外主体对履行青少年学生体质健康教育的职责认识不足。

总之,青少年学生体质健康教育治理对象结构不合理,从在学状态上主要关注在校青少年学生体质健康教育,从教育时间上主要关注在校青少年学生课上教育时间,从教育的空间分布上主要关注校内而忽视校外体质健康教育。

• 7.2.3 青少年学生体质健康教育治理方式结构

治理方式是青少年学生体质健康教育治理主体处理青少年学生体质健康教育公共事务所采用的方式方法。标准不同治理方式的分类不同,较有代表性的分类主要包括两类:根据参与主体数量情况,可以划分为一元治理和协同治理;依据治理制度安排,可以划分为传统治理和依法治理。

(1)一元治理与协同治理

一元治理是指治理主体中,一家独大占据青少年学生体质健康教育治理的主体和主导地位。一元治理一般指政府为主的治理方式,其他主体参与相对不足,其弊病在于对相关主体发展青少年学生体质健康教育的激励不足。协同治理是指政府、社会组织和公民个体共同参与青少年学生体质健康教育治理,治理方式以民主协商为主。我国青少年学生体质健康教育治理中,一元治理仍是主要的治理方式,协同治理正在建立和发展的过程中。

(2)传统治理和依法治理

传统治理具有"人治"色彩,治理主体根据个人或者群体的经验与判断决策并付诸青少年学生体质健康教育事务处理,传统治理以命令、规制为主,存在因人而异、稳定性差、决策不透明等问题而饱受诟病。依法治理是依据法律、规章制度处理青少年学生体质健康教育事务的治理方式,依法治理强调青少年学生体质健康教育法律和规章制度的建设,依法依章处理青少年学生体质健康教育事务,依法治理具有稳定性强、不因人而造成政策偏差,对于促进青少年学生体质健康教育治理具有重要作用。当前,我国青少年学生体质健康教育治理中传统治理方式依然多见,而依法治理正处于大力建设和发展阶段。依法治理是适应青少年学生体质健康教育治理的有效方式,依法治理将成为青少年学生体质健康教育治理的主导方式。

我国青少年学生体质健康教育保护的法治化程度不高,组织或个人对于其公共利益的侵犯行为在司法实践中表现出无"法"施救的尴尬局面。具体而言,主要表现在以下三个方面。一是青少年学生体质健康教育公共利益保护的实体法立法不足。《中华人民共和国宪法》《中华人民共和国体育法》《中华人民共和国未成年人保护法》等相关实体法律条款中,只是间接涉及青少年学生体质健康教育公共利益保护的范畴,内容规定较为笼统,针对性不强,保护力度不够。在国家层面上,还没有一部专门针对青少年学生体质健康教育权利保护的实体法规。而且,对于有限的实体法律条款的执行力度更是不足,主要是因为青少年学生体质健康教育权利保护配套性操作法规奇缺,目前,只有《学校卫生工作条例》和《学校体育工作条例》两部条例苦苦支撑,根本难以满足青少年学生日益多元化和复杂化的体质健康教育公共服务权利保护的实践操作需要。二是问责机制尚需完善。我国有关青少年学生体质健康教育权利保护的法律法规中都明确规定了相关组织或个人应尽的责任,但是缺乏必要的惩处措施,责任追究力度不够或根本不追究责任,违法成本低。三是缺少青少年学生体质健康教育公共利益保护的诉讼制度。青少年学生体质健康教育公共利益被侵犯的现象非常普遍,如公共体育设施被随意侵占、挪用或损坏,学校不按规定开足体育课程或体育课被随意挤占等。上述这些情况，因缺乏法律诉讼制度的保护，受害人（青少年学生）无法将侵害人诉诸公堂，使用法律手段保护自身权益。

总之，青少年学生体质健康教育治理方式结构仍以传统方式为主，一元治理占主导而协同治理未能有效形成，传统治理方式过多而依法治理亟需加强。

7.3　青少年学生体质健康教育治理运行机制

运行机制是治理主体实施治理过程中所采用的权力运行和制度安排形式，主要体现了青少年学生体质健康教育治理运行中的主体权力结构和各类主体参与治理的形式。我国青少年学生体质健康教育治理体系正处于起步阶段[①]，多种治理运行机制共存，包括自上而下运行机制、平行运行机制和自下而上的运行机制。下文重点分析青少年学生体质健康教育治理基本运行机制、治理运行机制存在的问题和治理运行机制的发展动向（整体政府理论与合作伙伴关系）。

（1）青少年学生体质健康教育治理的基本运行机制

①自上而下的治理运行机制

自上而下治理运行机制属于传统管理机制，处于由管理向治理转变的过程中，自上而下仍是当前青少年学生体质健康教育治理的主要机制。即由上级政府到下级政府，直到青少年学生体质健康教育具体事务，层层制定和实施青少年学生体质健康教育政策。自上而下运行机制，对社会组织、公民个体等参与治理的价值诉求表达不足，存在与青少年学生体质健康教育实践相脱节的问题。

②平行治理运行机制

平行治理是指各个治理主体在青少年学生体质健康教育事务处理中地位平等，各项政策制定和措施实施是各主体通过民主协商进行的。平行治理有利于调动各个治理主体的主动性和积极性，一方面，有利于发挥群体智慧的作用，提高青少年学生体质健康教育治理的科学性；另一方面，通过决策参与激励，有利于促进各个治理主体各尽其能、物尽其用。青少年学生体质健康教育治理中，平行治理所占比例偏

---

① 王先亮，张瑞林，高岩.青少年体育治理化转型及其对策[J].沈阳体育学院学报，2017,36（2）：7-11,19.

少,治理功能和作用的发挥有待加强。

③自下而上的治理运行机制

自下而上是治理研究中所推崇的治理运行机制,意指从下而上反映青少年学生体质健康教育治理的诉求,形成青少年学生体质健康教育治理政策和制度,最后又推行到青少年学生体质健康教育实践中。自下而上治理运行机制,有利于表达基层的意见和实践的经验,未来将成为治理运行机制的主导。

总之,青少年学生体质健康教育治理运行机制正处于改革和优化阶段,当前仍以自上而下治理运行机制为主,平行治理和自下而上治理运行机制有待加强。

(2)青少年学生体质健康教育治理运行机制问题逐渐凸显

①职能分工与权责不清

目前,我国青少年学生体质健康管理模式呈现出一种分割管理的态势。这种分割管理的模式源于亚当·斯密的"劳动分工原理"和弗雷德里克·泰勒的"制度化管理理论"[1],强调以职能为中心设置政府管理部门,大大提高了职能部门的工作效率,具有一定的历史科学性与合理性。但是,面对青少年学生体质健康教育服务需求日益复杂化所产生的协作与配合问题,这种分割管理模式就显得"捉襟见肘",严重影响了青少年学生体质健康教育相关政策和措施的落实以及体质健康促进工作的有效推进,最终导致青少年学生体质健康教育治理体系不能很好地建立与运行。

近年来,我国青少年学生体质健康教育管理体系一直因权责不明、效率低下而饱受争议。从纵向上审视,青少年学生体质健康教育管理体系"职责同构"的缺陷明显,不同层级的政府和政府职能部门在职能、职责和机构设置上具有高度的一致性[2],每一级主体都管理着大体相同的事务,造成了管理主体间职能界限不清,职权和职责划分重叠。从横向上审视,长期以来,教育和体育系统主要承担着青少年学生体质健康教育公共服务的管理和监督职责,但并没有被授予处置和协调本系统以外相关事务和部门的权力,违背了责权对等的组织设计原则,造成了青少年学生体质健康教育管理的"无奈"和"纵深"不足。同时,各职能部门之间的事权关系和边界划分含糊不清,边缘性事务相互推诿,责任追究制度无法建立。[3]更有甚者,各职能部门内容各异的组织目标和工作机制,也在一定程度上造成了部门政策之间的相互冲突与矛盾。因此,为了摆脱青少年学生体质健康教育管理"责权不清、政出多门、

---

① 蔡立辉,龚鸣.整体政府:分割模式的一场管理革命[J].学术研究,2010(5):33-42.

② 朱光磊,张志红."职责同构"批判[J].北京大学学报(哲学社会科学版),2005,42(1):101-112.

③ 郇昌店,张林.从后果防范到权利赋予:青少年体质健康治理转向研究[J].山东体育学院学报,2015,31(4):23-28.

声音不一"的困境,建立协作式、跨界性的体质健康教育治理体系就势在必行。

②传统监督机制的不足

从监督角度讲,传统青少年学生体质健康教育管理执行与实施缺乏常态化、制度化、多层次的有效监督。管理执行中更多地注重形式建设,以"运动"方式轰轰烈烈组织的会议和活动不少,但缺乏对学校体育常态工作的有力推进和监管。青少年学生体质健康教育管理执行的事前防御、事中控制、事后反馈等制度化监督机制有待完善和规范。长期以来,青少年学生体质健康教育管理执行的监测和督导工作主要由教育行政部门来承担。其监督形式主要表现为听学校汇报、查阅文字材料和实地考察固定而流程式的"三部曲"。教育行政部门对于管理执行反馈信息的获取,过分依赖于学校单方面汇报,故此学校多在文字和数据上挖空心思,对执行中的问题多轻描淡写,真正的问题往往不能被发现,这就加剧了执行信息的不对称和失真的风险,大大增加了管理监控的难度。另外一个监督不力的原因是监督机构的独立性问题。教育行政部门的督导检查组要么是其下属的职能科室,要么由兄弟院校同行专家临时组建。监督的主体和客体之间存在着复杂、密切的共生关系,甚至有着相互制约的利害关系。督导检查组真正的监管和督查职能在这些错综复杂的关系中难以发挥作用。

(3)整体政府理论与合作伙伴关系在青少年学生体质健康教育治理运行中的引入与应用

20世纪中后期开始,以英国、新西兰和澳大利亚等为代表的西方各国,在批判"官僚制政府"的公共服务供给不足缺陷和"企业家政府"的碎片化管理弊病的基础上,开启了第二轮政府变革运动,"整体政府"的概念在这次变革中被旗帜鲜明地提出。

"整体政府"(Whole of Government,WOG)作为一种新兴的治理模式,已然成为国内、外行政管理研究领域的前沿和热点。根据文献调研结果,笔者将其内涵界定为:"一种通过横向和纵向协调的思想与行动以实现预期利益的政府治理模式。"[1]在跨部门协作理论研究谱系中,最具代表性的当数佩里·希克斯(Christopher Pollit)的整体政府理论。该理论以新涂尔干主义作为方法论基础,以社会资本理论、多中心治理理论和组织网络理论为理论基础,对新公共管理理论所强调的"分散化""碎片化"管理模式所带来的结构分化缺陷进行反思和批判,主张社会多元行为主体通过职能、资源和信息的整合,在共同参与、相互协作、相互博弈的互动关系中,运用跨界性的治理手段和方法,向社会提供一体化的公共物品和服务供给。

---

① Pollit C. Joined-up Government: A Survey[J]. Political Studies Review, 2003(1):34-49.

整体政府理论强调社会多元行为主体间"合作伙伴关系"的建立。"合作伙伴关系"的内涵可以界定为两个或两个以上的组织,在保持自身独立性的前提下,为了共同的目标和结果彼此配合与协同工作的关系。伙伴关系将新公共管理改革所倡导的分工和等级森严的组织关系转变为以合作与协同为主要特征的工作团队关系,创新了社会管理和公共服务的供给方式,为组织进行跨界合作和协调组织间文化与价值差异,提供了有效的工具和途径。

7.4 青少年学生体质健康教育治理路径

治理路径是指青少年学生体质健康教育由管理向治理转变、治理体系形成以及治理执行过程所必经的道路和采用的手段方法等,其中主要包括三个方面的内容:由管理向治理转变路径、治理体系形成路径和治理执行路径。

• 7.4.1 青少年学生体质健康教育由管理向治理转变的路径

根据青少年学生体质健康教育现状以及上文青少年学生体质健康教育治理结构的分析,我国青少年学生体质健康教育治理总体上还处于由管理向治理转变发展的阶段,因此,由管理向治理转变的路径是首要分析的路径。实现管理向治理的转变,需要转变理念、转变职能和转变能力。第一,转变传统管理观念,全面树立治理理念。在政府机构、社会组织和相关公民个体等利益主体中,广泛宣传青少年学生体质健康教育治理,使治理理念深入人心、深入青少年学生体质健康教育工作之中,以治理理念为统领,引导青少年学生体质健康教育工作的改革。第二,转变职能,顺应青少年学生体质健康教育治理需求。加快政府及其行政机构改革,减少或删除青少年学生体质健康教育审批等不必要的管理权限,加强青少年学生体质健康教育公共服务能力和治理服务能力,加强政府监管青少年学生体质健康教育水平的职能。大力提升社会组织、公民个体等参与青少年学生体质健康教育治理的参与程度,赋予社会组织和公民个体对青少年学生体质健康教育的治理职能,为青少年学生体质健康教育贡献力量。第三,转变能力,促进青少年学生体质健康教育治理能力现代化。根据青少年学生体质健康教育治理的要求,积极推进现代信息技术在青少年学生体质健康教育政务治理中的广泛应用,增进各治理主体之间的联系和合作,提高治理的质量和效率,切实提升青少年学生体质健康教育治理的现代化水平。

● 7.4.2　青少年学生体质健康教育治理体系形成的路径

管理向治理的转变旨在形成青少年学生体质健康教育治理体系,构建和形成治理体系的过程中所使用的方法和实施的策略即为青少年学生体质健康教育治理体系形成的路径。在当前青少年学生体质健康教育治理体系初步建立阶段,探讨和明确其形成路径具有必要性。分析青少年学生体质健康教育治理体系形成的路径,主要包括政府主导、主体培育、制度保障和体系运行4个方面的内容。①政府主导。青少年学生体质健康教育属于公益事业和政府公共事务,政府负有的责任和职能不可推卸。为此,建立治理体系,应以政府为宏观主导,协调引导社会组织和相关公民个体积极参与治理体系之中,畅通各类利益主体参与渠道、制定参与制度、形成参与机制,奠定青少年学生体质健康教育治理体系构建的基础。②主体培育。青少年学生体质健康教育主体结构显示,社会组织和相关公民个体处于弱势地位,主体数量少和规模小并存,增加青少年学生体质健康教育治理主体的数量,扩大其规模成为一项重要而紧迫的任务。为此,构建青少年学生体质健康教育治理体系,须大力培育青少年学生体育俱乐部、青少年学生体育协会、青少年学生体育服务机构等社会主体,健全青少年学生体质健康教育治理主体结构。此外,也应积极通过宣传和教育引导广大公民个体参与到青少年学生体质健康教育治理之中。③制度保障。形成青少年学生体质健康教育治理体系,需要基本的制度保障,制度保障也是治理体系建立的基本标志之一。为此,形成青少年学生体质健康教育治理体系,需建立治理决策制度、治理参与制度、主体培育制度、治理执行制度等系列制度,用制度规范和保障治理体系的建立。④体系运行。在政府宏观主导下,通过治理主体培育和治理制度建设,构建青少年学生体质健康教育治理的运行体系。同时,在运行青少年学生体质健康教育治理体系的过程中,做好治理主体参与的监督和管理,通过监管工作避免决策失误、责任缺失等问题产生。

● 7.4.3 青少年学生体质健康教育治理执行的路径

治理体系的形成是青少年学生体质健康教育治理的前提,前文构建了青少年学生体质健康教育治理的框架和基础,而治理体系发挥功能,尚需执行和实施路径体系的建立。青少年学生体质健康教育治理执行的路径,是指青少年学生体质健康教育体系发挥作用的过程,是青少年学生体质健康教育功能实现的途径、方法和手段,青少年学生体质健康教育治理执行的路径包括协同治理、依法治理和高效治理三个方面。(1)协同治理。在政府宏观主导下,政府机构、社会组织和公民个体等相关利益主体,以平行治理、自下而上等治理机制为主,广泛参与到青少年学生体质健康教育公共事务处理中。既要充分反映各方主体的价值诉求,又要形成民主的决策机制,充分调动和发挥治理主体的积极性,形成协同促进青少年学生体质健康教育发展的活力和良好态势。(2)依法治理。彻底转变传统治理方式,制订和完善青少年学生体质健康教育的政策法规,依法开展青少年学生体育治理工作,提高规范性和法治性。依据法规制度,转变治理主体的职能,形成以法治为手段的新型治理模式。(3)高效治理。建立青少年学生体质健康教育治理体系,不是分散权力和分解责任,而是强化治理主体的职责意识和参与意识,通过治理形成相互约束和相互激励的新体制[1]。在治理体系的统领下,切实保障治理主体履行职能,提高治理主体的工作效率。同时,通过监管和责任问责,防止工作效率低下、责任履行不实、职能发挥不佳等问题,有效提高青少年学生体质健康教育治理的效率,解决青少年学生体质健康教育的现实问题。

7.5 青少年学生体质健康教育治理对策

青少年学生体质健康教育治理,对于青少年学生体质健康教育事业发展具有重要价值意义,但我国青少年学生体质健康教育治理体系尚不完善,治理结构、治理方式和治理运行机制等亟需改善。根据青少年学生体质健康教育理论研究和现实问题分析,本研究提出以下青少年学生体质健康教育治理的对策。

---

① 布特,白晓蓉,肖文升.我国体育治理方式的转变研究[J].吉林体育学院学报,2015,31(2):20-23.

● 7.5.1 优化青少年学生体质健康教育治理结构

以政府部门为主导,分层次优化青少年学生体质健康教育治理主体结构。以地方政府为主体,督促教育和体育行政部门高质量履行青少年学生体质健康教育职责,协调人社部门、卫生部门、财政部门、发改部门、共青团组织等切实履行自身职责范围内的青少年学生体质健康教育职责,形成政府部门协同推进青少年学生体质健康教育治理的合力。其中,最为关键的是通过部门之间的协同发力,将青少年学生体质健康教育治理落实到学校、落实到社区、落实到每一个青少年学生。培育社会组织等青少年学生体质健康教育治理主体,提高青少年学生体质健康教育相关的社会组织主体自我发展能力,积极引导社会组织尤其是体育协会、体育俱乐部、新闻媒体等参与到青少年学生体质健康教育治理之中。同时,引导家长、青少年学生等参与到治理体系之中。

加强对青少年学生群体的研究,优化青少年学生体质健康教育治理对象结构。青少年学生体质健康教育治理中,既要关注校内青少年学生,还要关注校外青少年学生;既要关注青少年学生课上体质健康教育,还要加强青少年学生课外体质健康教育;既要重视校内青少年学生体质健康教育,还要重视青少年学生校外在社区、家庭中的体质健康教育,实现青少年学生体质健康教育在时空上的协调、均衡发展。

● 7.5.2 转变青少年学生体质健康教育治理方式

(1)一元治理向协同治理转变

为了适应青少年学生体质健康教育治理体系的建立,应逐步建立起科学、高效的青少年学生体质健康教育的治理方式。推进青少年学生体质健康教育治理由一元治理向协同治理转变,畅通社会组织、公民个体等参与青少年学生体质健康教育的路径,调动各个治理主体的积极性和主动性,协同开展青少年学生体育公共事务的处理,提高青少年学生体质健康教育的科学性和民主性。

(2)传统治理向依法治理转变

完善的法治建设是青少年学生体质健康教育治理的根本性制度保障,有利于规范政府、社会组织和相关公民个人三者之间的关系,明晰各治理主体的职责和职权。世界主要发达国家,都非常注重青少年学生体质健康教育公共服务治理的法治化建设,通过相关立法或专项计划的形式来促进青少年学生的健康成长。如美国的《FIT儿童法案》《总统青少年学生健身计划纲要》和《国家健康教育标准》,澳大利亚的《青少年学生体育政策》,日本的《学校体育振兴事业委托要项》和《体育立国战略》,等等。上述这些国家的立法经验、规划与制定政策内容以及实践操作方法,值得我们学习和借鉴。

在我国,青少年学生体质健康教育治理的法治化建设应从以下三个方面实现突破:一是对《中华人民共和国宪法》《中华人民共和国体育法》《中华人民共和国未成年人保护法》等实体法中涉及青少年学生体质健康教育公共权益保护的相关法律条款进行修订,明确青少年学生体质健康教育权利保护中所涉及的组织或个人的法律责任和义务,加大对侵害青少年学生体质健康教育公共利益行为的惩处力度。在立法方面,国家立法机关应将青少年学生体质健康教育权益保护列入立法程序,制定一部专门的《青少年学生体质健康教育促进法》用来规范和治理青少年学生体质健康教育工作。同时,为了更好地落实相关法律条款,要加强配套性法规和制度的建设力度,如制订青少年学生体育与健康学业成绩的评价制度、构建青少年学生体育工作考评体系等,对各青少年学生体质健康教育治理主体的工作进行全面的评价和督导。建立严格的问责机制,对工作懈怠或工作失误造成的责任事故,要通过"责任共担"的形式进行责任追究和处罚。二是建立青少年学生体质健康教育权利保护的诉讼制度,使青少年学生可以依靠法律手段,保护和彰显自身的体质健康教育权益,使违法行为得到严惩。三是治理的法治化建设不仅要建立完善的法规体系,形成司法实践的刚性标准和依据,更为重要的是要形成法治化治理的公信力。这种公信力的树立和深入人心是公民的法律文化和法治精神的集中体现和表征。因此,青少年学生体质健康教育治理的法治化建设必须要着眼于体育法治文化的培育和传播,用先进的法治思想引领公共服务治理的法治实践,立足于青少年学生体育法治素养的提高,营造具有体育精神文化内涵的法治氛围。①

总之,推进青少年学生体质健康教育由传统治理向依法治理转变,要逐步完善青少年学生体质健康教育中的政策、法规和制度建设,促进青少年学生体质健康教育治理有法可依;加强治理方式的改革,推行依法治理理念和管理措施,通过法治解决和处理青少年学生体质健康教育的现实问题。

---

① 于善旭.迈向体育强国的法治需求与挑战[J].体育学刊,2009,16(8):1-8.

• 7.5.3 改革青少年学生体质健康教育治理运行机制

逐步推进青少年学生体质健康教育治理运行机制的改革和完善,以宏观层面治理主体(主要包括政府、营利性组织和非营利性组织)"合作伙伴关系"的建立和微观层面治理主体(主要包括青少年学生、家长、教师)"合作伙伴关系"的达成为抓手,实现青少年学生体质健康教育治理运行由自上而下运行转向自上而下和自下而上、平行治理多种运行机制相结合,并以自下而上和平行治理方式为主的运行机制体系。建立平等、公正的青少年学生体质健康教育决策机制,促进各个治理主体地位和权力的平等,保障体质健康教育治理中的平行权力和平行决策,形成平行治理的运行机制。

（1）宏观层面治理主体"合作伙伴关系"的建立

在青少年学生体质健康教育治理过程中,政府和营利性与非营利性组织之间的关系,就是政府、市场、社会三者之间关系在该领域的缩影。由于我国在青少年学生体质健康教育管理领域采用的是一种渐进式的改革方式,因此政府仍然将强制性行政命令、规定和指示作为主要的管理手段,市场和公民社会的作用没有得到很好的重视和发挥。营利性组织和非营利性组织仍处于被动接受行政命令和被管理的"弱势群体"地位,公私之间的合作伙伴关系亟需加强。这势必会打击营利性和非营利性组织参与青少年学生体质健康教育具体事务管理的积极性,更不会在参政议政、舆论监督等领域发挥应有的作用,难以形成全社会齐抓共管的治理效果。

"合作伙伴关系"作为整体政府理论的一种重要治理工具和治理方式,在保持原部门自身组织认同和目标的前提下,将不同的部门整合到一个共同议程之中,实现对资源的整合利用和问题的协同处理。[①]从宏观角度讲,我国青少年学生体质健康教育治理主体主要包括政府、营利性组织和非营利性组织三种类型,三者之间的关系如图7-1所示。为了协调处理好三者之间的关系,充分整合利用各治理主体的优势资源,这势必要充分发挥"伙伴关系"这一治理工具的重要作用,实现青少年学生体质健康教育公共服务提供主体和提供方式的多元化,确保整合治理的效果。

---

① 涂晓芳,黄莉培.基于整体政府理论的环境治理研究[J].北京航空航天大学学报(社会科学版),2011,24(4):1-6.

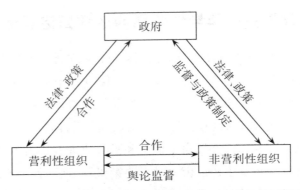

图7-1　青少年学生体质健康教育宏观治理主体的相互关系

首先,政府与营利性组织建立有效协作机制,形成合作伙伴关系。2013年9月26日,国务院办公厅下发了《关于政府向社会力量购买服务的指导意见》(国办发〔2013〕96号),将政府向社会购买公共服务作为创新公共服务提供机制和推动公共服务体系现代化建设的重要途径。该指导意见为青少年学生体质健康教育治理运行机制的建设和发展提供了思路和政策支持。具体而言,体育和教育部门作为购买主体,根据青少年学生体质健康促进的实际需要,以政策和法规的形式确定购买内容和服务标准,通过与符合标准的营利性社会组织签署购买合同,建立合作伙伴关系。同时,为了保证购买行为的公正性和透明性,提高服务的质量和效率,必须引入第三方评审和监督机制。例如,长沙市人民政府在2009年和2010年两年暑假期间,通过政府购买公共体育服务的形式,向全市中小学生免费提供游泳服务,取得了良好的社会效应和青少年学生体质健康促进效果。①

其次,政府与非营利性组织建立有效协作机制,形成合作伙伴关系。整体政府理论强调公共服务提供主体的多元化,因此,在青少年学生体质健康教育治理过程中,政府除了与营利性组织建立合作伙伴关系外,还应广泛与非营利性组织建立良好的合作伙伴关系。政府主要通过法律和政策对非营利性组织进行指导和扶持,非营利性组织通过发挥监督职能和参与青少年学生体质健康教育公共服务相关政策的制定与政府建立联系与合作。从西方发达国家青少年学生体质健康教育治理的经验来看,非营利性组织在"健康宣传"和"志愿者服务"等方面扮演着重要的角色。相对于营利性组织而言,非营利性组织具有社会公益属性,其"自利"动机较低,而且服务意识较强,这在很大程度上弥补了政府与营利性组织合作的不足。例如,2011年8月8日,北京市政府与北京市志愿者协会签订协议,成立北京市体育志愿者联合会。该联合会的宗旨是积极吸纳社会优秀的教练员、体育教师、体育爱好者等体育

① 胡科,虞重干.政府购买体育服务的个案考察与思考——以长沙市政府购买游泳服务为个案[J].武汉体育学院学报,2012,46(1):43-51.

服务志愿者,向北京市广大社区群众提供无偿的健身指导公共服务。[①]这种政府与非营利性组织合作伙伴关系的建立,大大促进了北京市全民健身工作的开展,特别是对青少年学生科学健身知识和方法的普及与推广具有重要作用,赢得了广大市民的高度赞誉。

最后,营利性与非营利性组织创建良好的合作伙伴关系。在青少年学生体质健康教育治理过程中,非营利性组织除了通过"舆论监督"营利性组织的活动外,两者之间也存在着较大的合作空间。大多数非营利性组织都具有一定的政治背景,如全国学联、中国青少年研究会、中国儿童少年基金会、中国青年志愿者协会等,这些组织都有一个相似的特点就是具有较多的政治资源和广泛的社会影响力。[②]因此,营利性组织与这种非营利性组织在青少年学生体质健康教育公共服务治理领域进行合作,对营利性组织而言,可以优先获得政治资源和树立良好社会形象,进而获得更为丰厚的经济效益;对非营利性组织而言,可以很好地实现自身社会公益目标——提高青少年学生体质健康教育公共服务水平和治理能力。例如,广州市大力鼓励营利性组织以投资、赞助、捐赠等形式支持非营利性组织开展全民健身活动,在《广州市全民健身实施计划》中明确规定,社会力量(营利性组织)捐资帮助公益性社团(非营利性组织)开展公益性全民健身活动,捐赠资金可免征企业所得税。在该政策的引导下,三井物产公司捐资建造了天河体育中心棒球场,供全民健身使用。[③]

(2)微观层面治理主体"合作伙伴关系"的达成

从微观角度讲,我国青少年学生体质健康教育治理主体主要包括青少年学生、家长、教师、体育教师、社区体育指导员等相关个体。治理主体要各司其职,加强联系和沟通,建立以青少年学生为核心,以家长、教师、体育教师、社区体育指导员等相关治理主体为依托的网络化、长效制合作伙伴关系。同时,青少年学生体质健康教育治理要做到"从实践中来"和"到实践中去",积极总结青少年学生体质健康教育工作的经验和教训,将一线工作者、利益攸关者的呼声、建议反映到青少年学生体质健康教育治理中。

---

① 陈文娇.我国体育公共服务的供给模式研究:基于北京、上海、广州的实践[D].北京体育大学,2013:28-30.

② 宋学岷,赫秋菊,张绍礼.健康促进视域下青少年体质健康教育模式的构建[J].沈阳体育学院学报,2013,32(3):137-138.

③ 陈文娇.我国体育公共服务的供给模式研究:基于北京、上海、广州的实践[D].北京体育大学,2013:28-30.

● 7.5.4 明确青少年学生体质健康教育治理路径

（1）全面树立协同治理理念，努力提升治理能力的信息化水平

扎实推进青少年学生体质健康教育由管理向治理转变，转变传统管理观念全面树立协同治理理念，转变政府职能顺应青少年学生体质健康教育治理需求，转变能力促进青少年学生体质健康教育治理能力现代化。由于知识经济的到来，我国已经进入了体育知识大爆炸的信息化时代。该时代的显著特点是体质健康知识创新的大量涌现和信息量成几何倍数的极速增长。这就给上述青少年学生体质健康教育治理理念、职能与能力的成功转变与飞跃提升带来了很大的挑战。为了应对这种挑战，本研究认为，应该在青少年学生体质健康教育治理领域广泛应用现代信息技术，创设以计算机网络工程和大数据挖掘与分析技术为支撑的治理模式，对浩瀚复杂的体质健康知识和信息进行科学、高效的管理和利用，增进各治理主体之间的联系和合作，提高治理的质量和效率，实现广泛的社会参与度。①

目前，青少年学生体质健康教育治理的信息化建设要做好以下几个方面的工作。一是政府要加快青少年学生体质健康教育公共服务信息网络建设，建立青少年学生体质健康教育治理电子政务平台。该平台设计的原理将遵照青少年学生体质健康教育公共服务治理业务流程的内容和要求，突破传统分工、职能和等级的权利壁垒，科学划分各治理主体之间的事权关系和边界，运用资源整合和信息共享技术来创设跨部门协作的工作机制，各治理主体在保持相对独立的同时，实现业务的互助协作和交流互通。平台的功能设计主要涵盖部门设置、办事流程、行政审批、政府购买、政务公开和线上互动与建言等模块。二是改进和完善全国"学生体质健康网"，主要是引入采用政府购买方式提供的"第三方测试和数据上报"功能，从而有效确保青少年学生体质测试数据的客观性和真实性。同时，该网站要发布青少年学生体测结果，分析体质健康的变化走势，接受公众监督。三是建立青少年学生体质健康咨询系统，提供体质健康水平评估、健身指导、运动处方、运动疾病分类与预防、运动意外伤害事故安全教育等系统服务。

（2）破除职能分工壁垒，建立权责明晰的治理体系

切实建立青少年学生体质健康教育治理体系，政府主导，协调引导社会组织和相关公民个体积极参与治理体系，畅通各类利益主体参与渠道、制定参与制度、形成

---

① Reddick C G. Citizen Interaction with E-government：From the Streets to Servers？[J].Government Information Quarterly，2005，22（1）：38-57.

参与机制,形成青少年学生体质健康教育治理体系构建的基础。培育治理主体,大力培育青少年学生体育俱乐部、青少年学生体育协会、青少年学生体育服务机构等社会主体,健全青少年学生体质健康教育治理主体结构。加强制度保障,用制度规范和保障治理体系的建立。通过治理主体培育和治理制度建设,破除职能分工壁垒,构建并运行权责明晰的青少年学生体质健康教育治理体系。

打破新公共管理改革所提倡的分工和等级制度,通过业务流程整合传统青少年学生体质健康教育管理模式中职能分割、各司其职、各自为政的内容,将原来金字塔形组织结构转变为以"业务流程再造"为核心的多个合作团队构成的扁平化结构,变刚性结构为柔性化,变垂直结构为网络化,由此形成"联合岬"。

根据我国青少年学生体质健康教育管理的现实情况和缺陷,笔者建议,在国家层面上设立"青少年学生体质健康教育治理委员会",来协调不同层级政府和部级相关职能部门(教育部、国家体育总局、卫健委、人社部、财政部和共青团中央委员会等)之间的合作与职能整合,统筹全国青少年学生体质健康教育宏观治理工作,把工作重点放在制定规划、开展调查研究、加强监督和提升服务水平上。目前,澳大利亚联邦政府在社会管理和公共服务的很多领域都建立了"部际委员会"制度,该制度最显著的特点是"代表性"(各部门代表都是最"懂行的人",被授权代表部门发言,表明立场)和"共识决策"(决策的产生是各部门代表之间相互博弈、共同磋商的结果)。[①]在地方政府建立"青少年学生体质健康教育治理联席会议"制度,负责安排相关政策、方针和决议的具体落实和实施工作,形成地方政府相关职能部门协同落实和推进青少年学生体质健康教育公共服务具体治理工作的机制。上述两种纵向和横向制度的建立,不仅有利于厘清各治理主体之间的职能界限,科学划分职权和职责;还有利于政府从青少年学生体质健康教育治理问题着手,问政于民、问需于民、问计于民和问效于民,形成一个良好的利益表达机制;更为重要的是,可以使各治理主体通过职能、资源和信息的整合,在目标和手段等方面达成有效共识,不会生成相互竞争的利益集团,形成治理合力,最大限度地发挥跨界性整合治理作用,最终实现青少年学生体质健康教育治理体系的成功建立。

(3)摒弃传统监督机制的不足,建立科学的监督与问责机制

青少年学生体质健康教育治理应建立科学的监督机制和严格的问责机制,这是提高治理执行效力的关键环节。建立具有独立地位的治理监督机构,并赋予其相应的职权和职责,增强监督的有效性与权威性。同时,建立对青少年学生体质健康教

---

① 马玉华,王莉,林俐.政府转型背景下我国公共体育服务协同供给研究——基于整体政府理论的视角[J].山东体育学院学报,2014,30(5):19-22.

育治理执行情况的常态化、制度化监督机制,形成"监督—反馈—执行—再监督"的良性运转闭路,有效杜绝治理执行中的怠慢、偏离、敷衍、抵制现象。另外,加大对治理执行主体的问责力度,建立严格的问责机制。对于部门或个人间责任的划分和问责机制建立,按照部门或个人各自所享有的决策权力大小和职权分配情况予以界定,责任既不能在层级间上下转移,也不能在部门间相互转嫁,更不能在个人间相互推诿,按照"责任共担"的形式,各部门或个人共同承担相应的行政、法律和道义等方面的责任。不仅要对学校校长问责,更要对各级地方政府和相关职能部门党政一把手问责,通过"督学""督政"等手段,确保治理执行在良性的轨道上顺利运行。

(4)增强体育文化溢出效应,提高青少年学生的体育文化认同度

①青少年学生体质健康教育治理的体育文化溢出效应

体育文化溢出效应过程图(图7-2)诠释了青少年学生体质健康教育治理演进的文化内在驱动机制和体育文化效应溢出的全过程。一方面,青少年学生的体育文化认同、体育价值需求和体育健身动机等内部心理机制的形成与发展是体质健康教育治理演进的文化内在驱动力,其中,体育文化认同为治理演进提供了起源动力,体育价值需求为治理效果提供了生成动力,体育健身动机为治理的文化效应溢出提供了行为催化。另一方面,青少年学生只有在体育文化的无形熏陶中,才会形成体育健身文化认同,产生体育健身价值需求,进而在体育健身动机的驱使下,自觉参加健身运动,把体育内化为生命与生活的一部分。

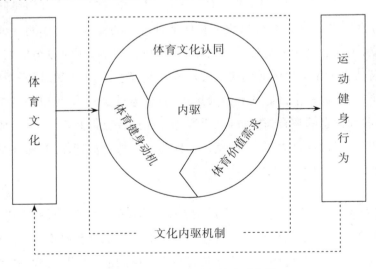

图7-2 体育文化溢出效应过程图

然而,事实上,传统青少年学生体质健康教育管理并未在体育健身文化塑造和

健身价值需求引导等方面予以足够重视,甚至成为严重缺失和被遗忘的重要内容。致使管理缺乏文化认同、价值需求和心理动机等内在驱动力的推动和促进,使得管理政策的贯彻与落实成为"空中楼阁",管理在实践中表现出空洞化、形式化、表面化,最终导致体质健康教育管理对提升学校体育工作水平和增强青少年学生健康素质的效果甚微。因此,今后如何推动青少年学生体质健康教育治理的体育文化建设,增强治理的体育文化溢出效应并有效形成文化内驱力,将成为实现和提升治理效益的根本所在。

②增强体育文化溢出效应,提高青少年学生的体育文化认同度

青少年学生的广泛认同和支持,是落实青少年学生体质健康教育治理和开展青少年学生体质健康促进工作的前提条件。青少年学生若不能在内在心理上形成积极、稳定的体育文化认同与健身动机,就无法从根本上转变对体质健康教育的轻视和抵制。西方发达国家,多通过体育文化渗透和健康教育引导促进青少年学生的运动参与。20世纪初,法国在"身体运动创造体育价值"的文化理念下,有效促进了人们对体育的理解、认同和热爱,使体育生活化的价值观念深入人心。①2012年,英国颁布实施的"让运动成为生活习惯"的教育政策,非常注重体育健身文化的打造,该政策不仅有力促进了青少年学生体育的快速发展,而且有效提升了青少年学生对体育价值的认同度和运动参与的热爱度。②西方发达国家的成功经验告诉我们,要改变青少年学生体质健康教育的被动局面和切实提高治理效果的根本途径是提升青少年学生的体育文化认同度。具体而言,通过加强青少年学生体质健康教育治理的体育文化建设,增强治理的体育文化溢出效应,营造浓郁的体育健身文化氛围,使青少年学生在内部心理上产生体育文化认同,形成体育价值需求,进而萌发运动参与动机,最终形成体育健身的核心内驱力。在该体育文化内驱力量的推动下,青少年学生主动参与运动,同时在运动实践中通过亲身的体验与感悟会形成更高层次的体育文化认同。这一过程是一个循环往复、渐进量变到跃迁质变的演进过程,最终实现青少年学生体质健康教育治理实施效果的递增与叠加。

---

① Pierre C. The Sport Supply in France: From Centralization to Segmentation [J]. Sociolody of Sport Journal, 1995, 12(2): 180-194.

② Jeremy Hunt. Creating a Sporting Habit for Life: A New Youth Sport Strategy [J]. Department for Culture Media & Sport, 2012(1): 6-8.

7.6 本章小结

　　本章主要研究了青少年学生体质健康教育治理的内涵及意义,在此基础上,分析了青少年学生体质健康教育的结构体系、运行机制、治理路径和治理对策,构建了青少年学生体质健康教育治理体系,分析了治理体系的现状、问题并提供了完善治理体系的路径与对策,提供了全面改革青少年学生体质健康管理的思路与手段。

　　青少年学生体质健康教育治理是沿着"治理—体育治理、教育治理—体质健康教育治理"的逻辑形成的领域概念。治理的特征鲜明,集中体现为治理主体多元化、治理制度化、治理过程化和治理公众化。体育治理高于体育管理,体育治理是多元化的体育利益主体,通过系列制度安排,协调各方利益主共同参与体育公共事务和推动体育发展的持续性过程。教育治理是指国家机关、社会组织、利益群体和公民个体,通过一定的制度安排进行合作互动,共同管理教育公共事务的过程,属于一种新型的民主形态。体质健康教育治理是在政府主导下,由政府机构、社会组织和公民个体相关利益主体共同参与,协同处理青少年学生体质健康教育的公共事务,以保障青少年学生体质健康教育需求和提升青少年学生体质健康水平的持续性活动过程。青少年学生体质健康教育治理的特征为:政府主导、治理主体明确、治理方式科学、治理目标为善治、治理过程动态。青少年学生体质健康教育治理意义显著,有利于突破青少年学生体质健康教育问题的瓶颈,解决青少年学生体质健康教育多头管理的体制问题,调动各方面力量,构建青少年学生体质健康教育的良好环境。

　　青少年学生体质健康教育治理结构包括治理主体结构、治理对象结构、治理方式结构等。青少年学生体质健康教育治理主体包括政府机构、社会组织(营利性组织和非营利性组织)和公民个体。其中,政府部门一家独大,未形成发展合力;社会组织建设不力,未能有效参与青少年学生体质健康教育治理;公民个体治理理念薄弱,治理参与不足。青少年学生体质健康教育治理对象结构不合理,从在学状态上主要关注在校青少年学生体质健康教育,从教育时间上主要关注在校青少年学生课上教育时间,从教育的空间分布上主要关注校内而忽视校外体质健康教育。青少年学生体质健康教育治理方式结构仍以传统方式为主,一元治理占主导而协同治理未能有效形成,传统治理方式过多而依法治理亟需加强。

　　在青少年学生体质健康教育治理运行机制方面,多种治理运行机制共存,包括自上而下运行机制、平行运行机制和自下而上的运行机制。青少年学生体质健康教育治理运行机制正处于改革和优化阶段,当前仍以自上而下治理运行机制为主,平行治理运行机制和自下而上治理运行机制有待加强。

青少年学生体质健康教育治理路径包括由管理向治理转变路径、治理体系形成路径和治理执行路径。青少年学生体质健康教育由管理向治理转变的路径为：转变传统管理观念，全面树立协同治理理念；转变职能，顺应青少年学生体质健康教育治理需求；转变能力，促进青少年学生体质健康教育治理能力现代化。青少年学生体质健康教育治理体系形成的路径包括：政府主导、主体培育、制度保障和体系运行4个方面的内容。青少年学生体质健康教育治理执行的路径为：协同治理、依法治理和高效治理。

根据青少年学生体质健康教育理论研究和现实问题分析，提出以下青少年学生体质健康教育治理的对策：优化青少年学生体质健康教育治理结构，以政府部门为主导分层次优化青少年学生体质健康教育治理主体结构，加强对青少年学生群体的研究，优化青少年学生体质健康教育治理对象结构；转变青少年学生体质健康教育治理方式，推进青少年学生体质健康教育治理由一元治理向协同治理转变，由传统治理向依法治理转变；改革青少年学生体质健康教育治理运行机制，以宏观层面治理主体（主要包括政府、营利性组织和非营利性组织）"合作伙伴关系"的建立和微观层面治理主体（主要包括青少年学生、家长、教师）"合作伙伴关系"的达成为抓手，实现青少年学生体质健康教育治理运行由自上而下运行转向自上而下和自下而上、平行治理多种运行机制相结合，并以自下而上和平行治理方式为主的运行机制体系；明确青少年学生体质健康教育治理路径，全面树立协同治理理念，努力提升青少年学生体质健康教育治理的现代化和信息化水平，破除职能分工壁垒，切实建立起权责明晰的青少年学生体质健康教育治理体系，加强青少年学生体质健康教育治理的执行与实施，建立科学的监督机制和严格的问责机制，增强青少年学生体质健康教育治理的体育文化溢出效应，提高青少年学生的体育文化认同度。

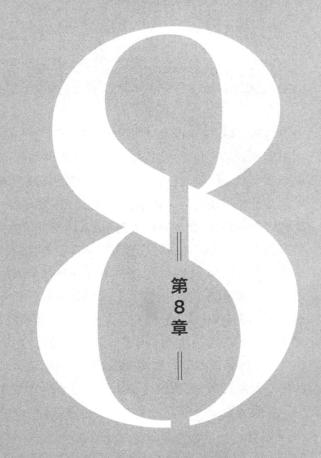

第 8 章

研究结论与展望

　　本章主要总结了研究主要的结论,分析了研究的创新点,探讨了研究中存在的不足及问题,展望了未来的进一步研究内容。

8.1 研究结论

健康、体质健康以及体质健康教育三者之间关系密切。体质健康是人体的体质水平所达到的理想状态,体质健康是健康的基础,健康是体质健康等共同作用形成的外在表现。体质健康教育是指为了达到体质健康的状态,而采取的系列相关教育促进措施的行动过程。体质健康教育的构成内容广泛,包括体质健康教育主体、体质健康教育客体、体质健康教育形式、体质健康教育途径、体质健康教育内容、体质健康教育评价等。体质健康教育的本质是有目的、有计划地通过促进个体体质健康来培养人的社会实践活动。青少年学生体质健康教育的目的是具有层次性、综合性的价值诉求系统。青少年学生体质健康教育的任务为塑造青少年学生身体形态、发展青少年学生身体机能、提升青少年学生身体素质、提高青少年学生运动能力、健全青少年学生心理、优化青少年学生适应环境能力。

科学的体质健康教育首先在于体质健康信念的养成,以体质健康信念引导良好的体质健康行为,体质健康信念对促进青少年学生体育锻炼具有重要的作用与价值。体质健康信念对青少年学生体育锻炼行为的形成和习惯养成具有正向促进作用,体质健康信念的影响因素相对明确,体质健康教育属于健康信念作用中的"行为线索",体质健康教育是形成体质健康信念的重要途径,体质健康教育中需重视青少年学生体质健康信念的形成,并科学设立体质健康教育项目以促进学生良好体质健康信念的形成。自我效能理论将成为指导体质健康教育以及学生体育锻炼行为的重要方法手段,在体质健康教育中引入自我效能理论培养学生参与体育锻炼的自我效能感,创设有利于提升学生自我效能的体质健康教育环境氛围,在学生体育锻炼过程中促进体育锻炼行为与自我效能感之间的互动反馈。"知—信—行"理论在体质健康教育领域中具有良好的适用性,"知—信—行"理论在其他领域的广泛应用为青少年学生体质健康教育提供了经验,"知—信—行"理论与自我效能理论有密切的联系,掌握知识和坚定信念与自我效能感的形成是一脉相承的。体质健康教育是促进体育锻炼行为形成的重要基础,体质健康教育中包括青少年学生体育锻炼行为的重要影响因素,体质健康教育的重要目的是激发青少年学生的体育锻炼行为,体质健康教育应充分符合并反映青少年学生体育锻炼行为规律。

青少年学生体质健康调查结果显示:第一,体育教师、家长和学生各类主体对青少年学生体质健康教育的认知喜忧参半,不同主体对体质健康教育的认知程度存在差异,青少年学生和家长的体质健康教育认知水平有待提高,对青少年学生体质健康教育认知的结果导向性明显。第二,体质健康教育工作有待深入开展,学校体质健康教育开展相对较差,体育课程教学满意度有待进一步提升,青少年学生和家长的认可度不高。第三,体质健康教育的校内保障有待加强,体育场馆等保障条件薄弱,未有效满足体育课程教学和课外体育活动的需要。体育文化氛围对体质健康教育的引导和发展不力。体质健康制度安排及其执行有待加强。体育教师工作量大,待遇有待提升。第四,青少年学生体育活动参与情况不容乐观,体育课程开设基本达到要求,但体育课程质量仍需提高。学校体育活动举办次数较少,参与学生数量有待增加。学生参与体育社团的比例较高,并且有较多的学生参加了体育俱乐部。第五,学生体质健康水平较差。青少年学生体测成绩不尽人意,体育课程成绩优于体测成绩,学生运动技能掌握数量偏少。第六,体质健康教育的外部保障条件相对弱化,父母带头示范参加体育活动的比例较低,对青少年学生体育锻炼支持力度不够,媒体和社会舆论等对体质健康教育的重视程度不足,学校体质健康教育宣传力度不足,社区青少年学生体育活动严重缺失。

青少年学生体质健康教育存在的问题突出,青少年学生体质健康教育管理体系滞后,青少年学生体质健康教育制度建设不力,体质健康教育认知水平有待提升,学校体育工作有待全面强化,体育文化与体质健康教育结合不紧,体质健康教育中家庭支持力度不足,体质健康教育中社区体育亟待加强。

通过因子分析与验证发现,青少年学生锻炼行为受到三个层次、十个要素的综合影响。第一,三个层次表现在学校体育、家庭教育和社会环境,十个要素分别是体育教学、学校保障、制度安排、运动认知、家长影响、家庭支持、生活方式、社区体育、体育文化和社会舆论。第二,通过回归分析发现,学校体育、家庭教育、社会环境、体质健康信念、自我效能均对青少年学生锻炼行为具有正向预测作用。进一步比较发现,在锻炼行为影响因素三个方面,学校体育对青少年学生锻炼行为的预测能力最强,其次是家庭教育,最后是社会环境。第三,学校体育、家庭教育和社会环境对青少年学生锻炼行为的影响不仅具有直接效应,还可以通过体质健康信念和体质健康信念×自我效能产生中介效应,且中介效应量大于直接效应量。第四,对青少年学生锻炼行为进行干预,从宏观角度,应以社会环境为基础层,家庭教育为发展层,学校体育为创新层进行系统干预;从微观角度,应重视和强化青少年学生体质健康信念和自我效能教育。

经研究,建立了青少年学生体质健康教育学习论、课程论、教学论和环境论。第一,学习论包括系统结构、内驱力、主体建构三个方面的内容。第二,课程论探讨了体质健康教育课程的学科基础、研究对象和构成要素。第三,教学论探讨了目的与手段、教授与学习、已知和未知等基本关系,其主要内容包括课程教学目标、教学模式、教学过程、教学主体、教学内容、教学原则和教学管理等。第四,环境论划分为课程教学环境和外部生态环境,课程教学环境分为自然环境和人文环境,外部生态环境包括学校环境、家庭环境、社区环境和社会环境。

以贵阳市新天九年制学校作为研究对象,进行了持续性的跟踪实验研究,结果显示:第一,实验干预后,实验班学生的体质健康信念和自我效能水平与对照班相比,得到了显著提高。实验班学生课余时间运动参与的时间和频率较对照班相比也具有显著优势。第二,实验前后学生的体重和身高未产生显著变化,体重指数产生了显著的差异性,体质健康教育干预对身高和体重影响不显著,但对体重指数的影响显著,体质健康教育对学生身体形态的塑造具有一定的价值和作用。第三,体质健康教育干预对身体机能中的肺活量具有正向促进作用,男、女生肺活量都有了显著的提高,但是体质健康教育干预对学生坐位体前屈成绩影响不明显。第四,实验后,实验班和对照班男、女生50米跑成绩都有所提高,但两者都未产生显著的差异,说明体质健康教育干预对学生速度素质影响不明显。男生1000米跑成绩和女生800米跑成绩,在实验后有了显著的提高,说明体质健康教育干预对学生耐力素质产生了正向影响作用。男生引体向上成绩和女生仰卧起坐成绩,在实验后都产生了显著的提高,体质健康教育干预对力量素质产生了正向影响作用。

体质健康教育治理是在政府主导下,由政府机构、社会组织和公民个体相关利益主体共同参与,协同处理青少年学生体质健康教育的公共事务,以保障青少年学生体质健康教育需求和提升青少年学生体质健康水平的持续性活动过程。青少年学生体质健康教育治理的特征为:政府主导、治理主体明确、治理方式科学、治理目标为善治、治理过程动态。

青少年学生体质健康教育治理结构包括治理主体结构、治理对象结构、治理方式结构等,治理结构不合理现象突出。在青少年学生体质健康教育治理运行机制方面,自上而下、平行运行和自下而上多种治理运行形式共存,当前仍以自上而下治理运行方式为主,平行治理运行方式和自下而上运行治理方式有待加强。青少年学生体质健康教育治理路径包括由管理向治理转变路径、治理体系形成路径和治理执行路径。

8.2 研究创新

本研究结合宏观层次的健康和微观层次的体育,专门针对中观层次的体质健康进行了探讨研究,以期实现以下创新的突破:

（1）形成了新型的体质健康教育分析框架。专门针对体质健康教育进行系统研究，突破了以往研究中关注宏观层次和微观层次而忽视中观层次的研究领域的局限，丰富完善了体质健康教育理论体系的研究。建立了"基础理论分析—现实问题探讨—理论创新研究—实证检验论证—理论修正完善"的分析框架，实现了"理论+现实"理论创新与"实证+修正"检验创新的研究范式，提高了体质健康教育理论创新的可行性和有效性。

（2）建立了青少年学生体育锻炼行为促进模型。通过实证方法建立了青少年学生体育锻炼行为促进模型，促进了前人研究建立的健康促进、体质健康促进模型的具体和深入，并建立了健康促进和体质健康促进的下位基础性模型。体育锻炼行为促进模型的建立，为指导青少年学生从事体育锻炼提供了借鉴，为体育教师等指导青少年学生体育锻炼行为提供了经验。

（3）创新了相对先进的体质健康教育理论。根据体质健康信念理论、"知—信—行"理论、自我效能理论和青少年学生体育锻炼行为促进模型等，结合体质健康教育实践，构建了体质健康教育之学习论、课程论、教学论和环境论理论体系，形成了具有体质健康教育特色的理论体系，为指导体质健康教育实践提供了理论和依据。

（4）引入并建立了青少年学生体质健康教育治理体系。转变了以往就青少年学生体质健康教育管理、体制和机制论事的研究窠臼，从新的视角引入治理理念及其理论体系，研究并构建了青少年学生体质健康教育治理体系，从根本上转变了青少年学生体质健康教育管理主体、运行机制不合理的局面，为形成新的青少年学生体质健康教育治理模式、治理结构、治理运行机制建立了坚实的基础。

8.3 研究不足

虽然本研究极力追求严谨、缜密地进行青少年学生体质健康教育的研究工作，但是一些客观和无法改变的问题仍然存在于本研究之中：

（1）体质健康教育的研究存在争论。前期研究中，学者们对"体质与健康能否连在一起使用以及体质健康教育的名词是否合适"存在大量的争议，虽然《国家学生体质健康标准》的出台一度肯定了"体质健康教育"的合理性和权威性，但是研究争论导致体质健康教育研究基础的薄弱和理论的缺乏，导致本研究中也存在体质健康教育合理性的争论和研究基础薄弱的疑问。

（2）实验区域和数据规模的欠缺。本研究尽量扩大青少年学生体质健康教育的调查范围，以求切实反映青少年学生体质健康教育的现状。由于受限于人员数量、经费规模等问题，虽然调查范围覆盖了全国主要地区，但是调查并没有包括全国所有的省、市、自治区，每一个地区的调查数量也相对较少，对调查结论有一定影响。另外，实验研究部分仅选取了贵阳地区新天九年制学校初二学生为实验对象，且实验样本量相对较少，一定程度上会影响实验结果及分析结论。

（3）治理体系属于较新的研究领域，青少年学生体质健康教育治理需要进一步的探索研究。将治理理念引入青少年学生体质健康教育之中无疑是正确的选择，但是新理念和新理论的引入必定是一个持续改进和修订的过程，不可能一蹴而就，因此，青少年学生体质健康教育治理会存在争论和改进的空间。

8.4 研究展望

在全球青少年肥胖率等持续增长以及青少年学生儿童体质下降等问题仍比较突出的背景下，未来很长一个时期内，青少年学生体质健康以及体质健康教育将成为学者们关注的热点研究主题，青少年学生体质健康教育将呈现出全面系统化、综合化和实证化的研究趋势。

（1）青少年学生体质健康教育研究系统化。对青少年学生体质健康教育的研究更为深入，研究内容更加系统，围绕青少年学生体质健康教育的系统内容全面展开，系统化的理论体系和实践指导体系将逐步建立。

（2）青少年学生体质健康教育研究综合化。以青少年学生体质健康教育为主体，体育学、心理学、教育学、医学等学科不断介入，促进青少年学生体质健康教育在多学科的共同指导下成为一个综合性的前沿研究领域。

（3）青少年学生体质健康教育研究实证化。研究过程中系统科学、数学建模等实证化研究方法逐渐被引入青少年学生体质健康教育之中，实证研究方法被应用于青少年学生体质健康教育的各个领域之中，青少年学生体质健康教育研究将更加量化、科学和精细化。

8.5 实施策略

根据青少年学生体质健康教育干预实验和治理体系构建,提出如下加强青少年学生体质健康教育的实施策略。

(1)构建青少年学生体质健康教育治理体系。全面树立协同治理理念,通过政府主导、主体培育、制度保障和体系运行,构建政府、政府职能部门、学校、社区、社会组织和家庭等多元主体参与的治理体系。优化青少年学生体质健康教育治理结构,畅通各类主体参与渠道,保证治理的公平正义。改革青少年学生体质健康教育治理运行机制,促进自下而上、平行治理成为青少年学生体育治理的主要运行体制,发挥各类主体的积极性和创造性。

(2)提升青少年学生体质健康教育治理能力。转变治理主体职能,顺应青少年学生体质健康教育治理需求,明确治理职责;提升各类主体治理能力,促进青少年学生体质健康教育治理能力现代化。转变青少年学生体质健康教育治理方式,促进协同治理、依法治理和高效治理的有效实施。加强青少年学生体质健康教育治理的政策法规建设,优化青少年学生体质健康教育制度安排,保障青少年学生体质健康教育规范开展。强化青少年学生体质健康教育治理的执行与实施,建立科学的监督机制和严格的问责机制,增强青少年学生体质健康教育治理的体育文化溢出效应,提高青少年学生的体育文化认同度。

(3)全面优化体质健康教育课程教学。构建新型体质健康教育课程教学目标体系,建设具有体质健康教育特色教学模式,综合运用传统教学模式,积极引入新型体育教学模式,全面梳理体质健康教育课程教学过程,建立以学生为主导的教学体系,形成多元化、层次性体质健康教育内容体系,充分利用探究式学习、分组学习等建立新型体育课程教学方法体系,重塑体育教学管理体系。

(4)大力提高青少年学生的认知水平。通过媒体、网络和各种新型媒体,加强对青少年学生、学生家长以及相关主体的宣传工作,不断提升对青少年学生体质健康教育重要性的认识,塑造良好的社会环境和社会氛围。研究青少年学生体质健康动机与需求,利用体育赛事、名人名言等因需施教,提高学生认知水平,形成自主参与、自我追求的效能状态。通过宣传教育等多种形式,从健身健美、塑造体型、课余休闲、提升健康水平、磨练意志等多角度,正确引导学生需求强化学习动机。

(5)不断提升青少年学生体育活动参与程度。

完善青少年学生体质健康教育活动体系,以学生为主设计体质健康教育课程的学习体系,加强青少年学生参与的评价,吸引青少年学生积极参与体育活动。体育课程、体育活动过程中,加强青少年学生运动状态的监控,保障合理科学的运动强度和运动量,提高体质健康教育的效果水平。

(6)加强学校条件保障和制度安排。改进学校体育场地、设施,加大开放力度。建设学校体质健康教育文化,塑造良好的环境氛围。加强校园文化中体育特色宣传,将体育融入到校园文化之中。加强校内学生体育组织建设,促进体育组织定期开展活动。规范学生大课间体育活动、课外体育活动、校外体育活动、体育指导、体育组织等制度,积极引导学生参加体育活动。

(7)健全社区对学生体质健康教育的支持。明确社区对青少年学生体质健康教育的职责,安排专人负责社区体质健康教育工作。加强社区青少年学生体育活动场所建设,服务于青少年学生体育活动需求。加强社区青少年学生体育活动宣传工作,营造社区体育文化氛围。加强社区青少年学生体育活动组织与指导,提高社区青少年学生体育活动的科学性和安全性。加强社区青少年学生体育组织建设,引导青少年学生参与体育活动。建立社区与家庭、学校的联系机制,协同推进青少年学生体质健康教育工作。

(8)增强家庭对学生体质健康教育的支持。积极通过学校、社区、媒体等,向家长宣传青少年学生体质健康教育工作,提高学生家长对体质健康教育的认知水平。引导家长和学生一起参加体育锻炼,支持学生积极参加体育活动,共同保持健康良好的生活方式。引导家长参与学校和社区青少年学生体育活动,形成家长参与的青少年学生体质健康教育工作新局面。

附 录

一、青少年学生体质健康教育调查问卷
（中小学生问卷）

亲爱的同学：

　　你好！本人主持的国家社会科学基金项目"我国青少年学生体质健康教育创新研究"正在研究的关键时期，为了解青少年学生体质健康教育的情况，特设计了本调查问卷向你了解相关情况。本调查旨在摸清体质健康教育的基本情况，从而加强青少年学生体质健康教育，提升青少年学生体育健康水平。请在符合选项的答案上画"√"；在"＿＿＿"的地方填写实际情况。本问卷不记名，仅供科学研究所需，你的意见和建议的真实性与否对研究十分重要，请如实填写相关问题！谢谢你的支持与配合！

一、请在下面画线处填写你和学校的基本信息

性别：＿＿＿＿＿＿　　　　　　　　　年龄：＿＿＿＿＿＿

所在学校：＿＿＿＿＿＿＿＿＿＿＿　　　年级：＿＿＿＿＿＿＿＿＿

二、体质健康教育的基本情况

1.你认为体质健康教育的重要程度：

A.非常重要　　　　B.重要　　　　C.一般　　　　D.不重要　　　　E.非常不重要

2.你认为体质健康水平的重要程度：

A.非常重要　　　　B.重要　　　　C.一般　　　　D.不重要　　　　E.非常不重要

3.你所在学校对体质健康教育的重视程度表现为：

A.非常重视　　　　B.比较重视　C.一般　　　　D.不重视　　　　E.非常不重视

4.你对所在学校体质健康教育工作开展的总体评价是：

A.非常好　　　　　B.好　　　　C.一般　　　　D.差　　　　E.非常差

5.你认为你所在学校体育课程教学开展情况：

A.非常好　　　　　B.好　　　　C.一般　　　　D.差　　　　E.非常差

6.你认为你所在学校体育教师对待工作的态度表现为：

A.非常好　　　　　B.好　　　　C.一般　　　　D.差　　　　E.非常差

7.你认为你所在学校体育教师的专业知识和素养表现为：

A.非常好　　　　　B.好　　　　C.一般　　　　D.差　　　　E.非常差

8.你所在学校体育器材和场馆能够满足你们上体育课的需要吗？

A.完全满足　　　　B.满足　　　C.一般　　　　D.不满足　　E.严重缺乏

9.你所在学校体育器材和场馆能够满足你们进行课外体育活动的需要吗？

A.完全满足　　　　B.满足　　　C.一般　　　　D.不满足　　E.严重缺乏

10.你觉得你所在学校体育文化氛围是否有利于学校体育工作的开展？

A.非常有利　　　　B.比较有利　C.一般　　　　D.不太有利　E.非常不利

11.你每天平均在校内进行体育活动的总时间大约是：

A.60分钟及以上　　　　　　B.30～60分钟(含30分钟)

C.15～30分钟(含15分钟)　　D.几乎不参加体育活动

12.你一周平均上几节体育课？

A.3节以上　　　　B.2节　　　C.1节　　　　D.0节

13.你所在学校体育课能上满规定上课时间吗？

A.完全能　　　　B.基本能　　C.有时能　　D.完全不能

14.你每周参加课外体育活动的次数是

A.3次　　　　　B.2次　　　C.1次　　　　D.0次

15.你所在学校每年共举行几次全校体育比赛？

A.3次及以上　　B.2次　　　C.1次　　　　D.0次

16.你的体质健康水平是(学校统一组织的《国家学生体质健康标准》测试成绩)：

A.优秀　　　　B.良好　　　C.及格　　　D.不及格

17.上学期你的体育课成绩是：

A.优秀　　　　B.良好　　　C.及格　　　D.不及格

18.你掌握了几项运动项目技能?

A. 0项   B. 1项   C. 2项   D. 3项   E. 3项以上

19.体育课程成绩是否影响你的评优(三好学生、奖学金等)?

A. 影响   B.不会影响

20.你参加校内体育社团的数量:

A. 0个   B. 1个   C. 2个   D. 3个及以上

21.你是否参加了校外体育项目培训?

A.是   B.否

22.你是否经常在社区参加体育活动?

A.是   B.否

23.你认为导致部分同学不喜欢参加体育课程以及相关活动的原因(可多选,或在最后填写你认为的原因):

A.体育课程内容缺乏趣味性   B.不喜欢体育教师或其授课方式

C.缺乏体育场地或器材   D.家长不支持

E.体育课程及相关活动对学习以及就业等没有促进作用

F.不喜欢体育课程   G.其他原因:

24.父母支持你经常参加体育锻炼的情况:

A.非常支持   B.支持   C.一般   D.不支持   E.非常不支持

25.你认为媒体、社会舆论等对体质健康教育的重视程度:

A.非常重视   B.比较重视   C.一般   D.不重视   E.非常不重视

26.你是否支持升学考试中增加体育考试?

A.是   B.否

三、您对加强青少年学生体质健康教育、提升体质健康水平有什么意见或建议?

_____

_____

_____

_____

二、青少年学生体质健康教育调查问卷
（体育教师问卷）

尊敬的老师：

您好！本人主持的国家社会科学基金项目"我国青少年学生体质健康教育创新研究"正在研究的关键时期，为了解青少年学生体质健康教育的情况，特设计了本调查问卷向您了解相关情况。本调查旨在摸清体质健康教育的基本情况，从而加强青少年学生体质健康教育，提升青少年学生体育健康水平。请在符合选项的答案上画"√"；在"＿＿＿＿"的地方填写实际情况。本问卷不记名，仅供科学研究所需，您的意见和建议的真实性与否对研究十分重要，请如实填写相关问题！谢谢您的支持与配合！

您的基本信息：所在学校＿＿＿＿＿＿＿＿＿＿＿＿；性别＿＿＿＿；年龄＿＿＿＿；
运动专项＿＿＿＿＿＿＿＿＿＿＿＿＿＿＿＿＿＿＿＿＿＿＿＿＿＿＿＿＿＿

1.您认为体质健康教育的重要程度：

A.非常重要　　　　B.重要　　　　C.一般　　　　D.不重要　　　　E.非常不重要

2.您认为体质健康水平的重要程度：

A.非常重要　　　　B.重要　　　　C.一般　　　　D.不重要　　　　E.非常不重要

3.贵校对体质健康教育的重视程度表现为：

A.非常重视　　　　B.比较重视　C.一般　　　　D.不重视　　　　E.非常不重视

4.贵校体质健康教育工作开展的总体情况是：

A.非常好　　　　B.好　　　　C.一般　　　　D.差　　　　E.非常差

5.您对青少年学生体质健康教育方面政策法规的了解程度（国务院、教育部、国家体育总局、省市教育部门等相关文件）：

A.十分熟悉　　　　B.比较熟悉　C.一般　　　　D.不熟悉　　　　E.不知道

6.您对贵校关于青少年学生体质健康教育政策执行和落实的总体评价是：

A.执行非常好　　　B.执行好　　　C.执行一般　D.执行不好　　　E.执行非常差

7.贵校体质健康教育制度安排是否合理?

A.非常合理　　　B.合理　　　C.一般　　　D.不合理　　　E.非常不合理

8.贵校是否开足上齐体育课程(体育必修课)?

A.是　　　　　　B.否

9.您一周所上体育课时数_____(课时/周),平均教学班额为_____(人/班)。

10.您每周从事课外活动等指导的课时为:

A.0课时/周　　　B.1课时/周　C.2课时/周　D.3课时/周及以上

11.您所教授的运动项目数量:

A.1项　　　　　B.2项　　　　C.3项及以上

12.贵校体育器材和场馆是否能够满足体育课程的需要?

A.完全满足　　　B.满足　　　C.一般　　　D.不满足　　　E.严重缺乏

13.贵校体育课被其他课程占用的情况:

A.经常占用　　　B.偶尔占用　C.从未占用过

14.您参加体育教师培训的情况为:

A.每年都有　　　B.两年一次　C.曾有过　　　D.没有培训过

15.您是否与其他学科教师同等待遇(职务评聘、福利待遇、评优表彰、工作量计算)?

A.是　　　　　　　　　　B.否

16.您是否支持升学考试中增加体育考试?

A.是　　　　　　　　　　B.否

17.您是否参加《国家学生体质健康标准》测试工作?

A.是　　　　　　　　　　B.否

18.您是否指导学生课余训练?

A.是　　　　　　　　　　B.否

19.贵校向学生、家长等开展体质健康教育方面宣传的情况:

A.定期宣传　　　B.不定期宣传　　　　C.偶尔宣传　D.从不宣传

20.您认为媒体、社会舆论等对体质健康教育的重视程度:

A.非常重视　　　B.比较重视　C.一般　　　D.不重视　　　E.非常不重视

21.您认为学生对体质健康课程的重视程度:

A.非常重视　　　B.比较重视　C.一般　　　D.不重视　　　E.非常不重视

22.您对加强青少年学生体质健康教育、提升体质健康水平有什么意见或建议?

_____

_____

_____

三、青少年学生体质健康教育调查问卷
（学生家长问卷）

尊敬的家长朋友：

您好！本人主持的国家社会科学基金项目"我国青少年学生体质健康教育创新研究"正在研究的关键时期，为了解青少年学生体质健康教育的情况，特设计了本调查问卷向您了解相关情况。本调查旨在摸清体质健康教育的基本情况，从而加强青少年学生体质健康教育，提升青少年学生体育健康水平。请在符合选项的答案上画"√"；在"___"的地方填写实际情况。本问卷不记名，仅供科学研究所需，您意见和建议的真实性与否对研究十分重要，请如实填写相关问题！谢谢您的支持与配合！

1.您的孩子所在年级：_____；孩子性别：_____；您的性别：_____；您的年龄：_____；您的职业：_____。

2.您认为体质健康教育对孩子的重要程度：

A.非常重要　　　B.重要　　　C.一般　　　D.不重要　　　E.非常不重要

3.您认为体质健康水平对孩子的重要程度：

A.非常重要　　　B.重要　　　C.一般　　　D.不重要　　　E.非常不重要

4.您对孩子体质健康教育工作开展的总体评价是：

A.非常好　　　　B.好　　　　C.一般　　　D.差　　　　E.非常差

5.您是否支持孩子参加体育锻炼：

A.非常支持　　　B.支持　　　C.一般　　　D.不支持　　　E.非常支持

6.学校向孩子或您开展体质健康教育方面宣传的情况：

A.定期宣传　　　B.不定期宣传　　　　C.偶尔宣传　　　D.从不宣传

7.您是否同孩子一起参加体育锻炼？

A.是　　　　　　B.否

8.孩子是否参加社区体育锻炼活动?

A.是　　　　　　　B.否

9.社区是否提供了青少年学生体育锻炼的基本条件?

A.是　　　　　　　B.否

10.您对加强青少年学生体质健康教育、提升体质健康水平有什么意见或建议?

_____

_____

_____

_____

_____

四、青少年学生锻炼行为交互作用调查问卷

亲爱的同学：

你好！本人主持的国家社会科学基金项目"我国青少年学生体质健康教育创新研究"正在研究的关键时期，为了解影响青少年学生锻炼行为发生的关键因素，特设计了本调查问卷向你了解相关情况。请你根据自己的实际情况，看看每题项的叙述是否与自己相符，在符合自己情况的选项上画"√"，每个问题都要回答，但只能选择一个答案。本问卷不记名，仅供科学研究所需，你回答的真实性与否对研究十分重要，请如实填写相关问题！谢谢你的支持与配合！

条　目	完全不符合	不太符合	不确定	比较符合	完全符合
1.参加体育运动主要是为了应付考试					
2.平均每周参加课外体育活动的次数达到3次或以上					
3.校内组织丰富多彩的体育竞赛或趣味体育比赛					
4.喜欢体育老师					
5.课外体育活动有体育教师指导					
6.学校的场地和器材满足体育课的需要					
7.《国家学生体质健康标准》测试挤占体育课					
8.升学考试中体育成绩很重要					
9.体育成绩影响在校期间的评优、评先					
10.体育老师上课认真负责					
11.参加体育运动时，感到身心愉悦					
12.家长和你一起参加体育锻炼					
13.通过电视或网络观看体育比赛和健身讲座					
14.体育课内容丰富、组织合理					

条　目	完全 不符合	不太 符合	不确定	比较 符合	完全 符合
15.平均每天参加课外体育活动的时间达到1个小时或以上					
16.参加体育运动主要是为了结交朋友					
17.网络或媒体宣传体质健康政策					
18.社区或街道有体育健身知识的宣传专栏					
19.家长业余时间不参加体育锻炼					
20.体育课被文化课挤占过					
21.家长鼓励你课余时间参加有偿体育培训班					
22.文化课课业负担重					
23.吃早餐					
24.体育课上学到了体质与健康知识					
25.社区的体质健康知识宣传增加了你对体质健康的了解					
26.学校有课外体育活动的具体规定					
27.家长督促你课余时间参加体育锻炼					
28.不喜欢上体育课					
29.家长支持你购买体育用品					
30.家长有"重文轻武"倾向					
31.家长支持你参加体育比赛					
32.班主任支持参加体育运动					
33.周围有浓厚的运动健身氛围					
34.家长支持你到收费体育场馆参加锻炼					
35.家长业余时间参加体育锻炼					
36.有不良嗜好,如迷恋游戏、电视、小说等					
37.居住的社区有体育健身场地和器材					
38.社区经常组织形式多样的体育竞赛和趣味体育比赛					
39.社区有固定的民间体育组织或体育兴趣协会					
40.社区的健身场地和器材能够满足健身需要					
41.家长注重学习体质健康知识					
42.网络或媒体播报全民健身活动					
43.社区经常开展体育健身指导方面的讲座					

续表

条　目	完全 不符合	不太 符合	不确定	比较 符合	完全 符合
44.交流时经常涉及体育与健身方面的话题					
45.将体育运动作为一种生活方式					
46.饮食营养荤素搭配					
47.喜欢步行					
48.喜欢上体育课					
49.体育课的运动量身体能够承受					
50.家长经常带你参加户外体育活动,如爬山、户 外拓展等					
51.家长支持你参加校外体育健身组织					
52.体质健康测试促使你参加体育锻炼					
53.不喜欢步行					
54.通过体育课学习,增强了对体育的兴趣和爱好					
55.参加体育运动主要是为了强身健体					
56.崇拜体育明星					
57.挑食					
58.吃零食					
59.经常参加社区体育活动					
60.参加体育运动主要是为了提升运动技能水平					
61.每天睡眠时间达到8个小时或以上					
62.对擅长运动项目的技能水平满意					
63.参加体育运动主要是为了休闲放松					
64.学校的场地和器材满足课外体育活动的需要					
65.居住的社区有社区体育指导员					
66.学校领导重视学生体育锻炼					
67.不吃早餐					
68.体育课上能够轻松掌握所学的体育知识和技能					
69.将体育运动作为一种时尚					

参考文献 》

［1］中国学生体质与健康研究组.2014年中国学生体质与健康报告［M］.北京：高等教育出版社,2016.

［2］崔乐泉.中国近代体育史话［M］.北京：中华书局,1998.

［3］国务院.关于加快发展体育产业促进体育消费的若干意见［EB/OL］.(2014–10–20)［2016–10–18］.http://www.gov.cn/zhengce/content/2014/10/20/content_9152.htm.

［4］中共中央 国务院印发《"健康中国2030"规划纲要》［EB/OL］.(2016–10–25)［2016–10–18］.http://www.gov.cn/gongbao/2016–11/20/content_5133024.htm.

［5］宋秀丽,肖林鹏.我国学生体质健康教育现状分析［J］.体育文化导刊,2012(5).

［6］王希海.滨州市中学生体质健康教育现状研究［J］.当代体育科技,2012,2(13).

［7］杨贵仁.学生体质健康泛教育论［D］.福建师范大学,2005.

［8］何仲凯.体质与健康关系的理论与实证研究［D］.北京体育大学,2001.

［9］王海英.陕西省高校大学生体质健康教育现状调查与分析［J］.职业与健康,2013,29(14).

［10］麻小梅.清华大学学生体质健康教育现状的研究［D］.首都体育学院,2015.

［11］姜志明,周涛.中国与发达国家学校体质健康教育比较［J］.沈阳体育学院学报,2014,33(5).

［12］刘海元.学生体质健康水平下降原因及解决对策［J］.体育学刊,2008,15(1).

［13］王登峰.学校体育的困局与破局——在天津市学校体育工作会议上的报告［J］.天津体育学院学报,2013,28(1).

［14］于可红,母顺碧.中国、美国、日本体质研究比较［J］.体育科学,2004(7).

［15］查有梁.教育建模(修订版)［M］.南宁：广西教育出版社,2003.

［16］张锦.大学生体质健康教育影响因素的分析［J］.右江民族医学院学报,2016,38(3).

［17］王军凤,王素平,高玲娣.学校体质健康教育模式与方法探讨［J］.体育科技文献通报,2009,17(12).

[18]张建华,殷恒婵,钱铭佳,等.美国最佳体适能教育计划及其对我国体育课程改革的启示[J].体育与科学,2001,22(1).

[19]薄全锋,秦苏.赴德国学校体育考察报告[J].中国学校体育,2000(1)

[20]于红静,黄国莹,吕慕虹.健康教育路径对高血压患者健康生活方式的影响[J].广东医学,2011,32(13).

[21]马光林.基于生命哲学视角下我国青少年体育体质健康教育的现实困境与路径选择[J].知识经济,2016(17).

[22]张建华,杨铁黎,殷恒婵.21世纪国际体育教学的发展趋势——美、日、英、中四国比较研究[J].体育文化导刊,2001(6).

[23]章建成,任杰,舒盛芳.青少年学生体质健康教育干预方案[M].上海:复旦大学出版社,2013.

[24]靳璇.小学生体质健康教育的现状和提高措施[J].实用医技杂志,2008(33).

[25]李德胜,胡振晔.我国中学生体质健康教育的对策[J].湖北体育科技,2009,28(1).

[26]王旭光,谭健,王洋,等.提高天津市青少年儿童体质健康的健康教育对策研究[J].运动,2012(18).

[27]张瑞林.绘制青少年体育发展蓝图——写在《中国青少年体育振兴规划》研制之际[J].吉林体育学院学报,2013,29(1).

[28]宋学岷,赫秋菊,张绍礼.健康促进视域下青少年体质健康教育模式的构建[J].沈阳体育学院学报,2013,32(3).

[29]郑华,李淑芳,吴永存.城乡高中体育教学在学生体质健康教育中的作用与局限[J].南京体育学院学报(社会科学版),2005,19(5).

[30]傅晓,蔡银香.论学校体育与体质健康教育[J].甘肃高师学报,2008,13(5).

[31]薛原.生命化教育视野下中学体质健康教育研究[D].华东师范大学,2011.

[32]杨忠伟.人类健康概念解读[J].体育学刊,2004,11(1).

[33]曾承志.健康概念的历史演进及其解读[J].北京体育大学学报,2007,30(5).

[34]董新光,戴俭慧,柏扣兰.健康素质概念的辨析——兼谈体质、身体素质与健康素质3个概念的混用与统一[J].体育科学,2005,25(11).

[35]肖夕君.体质、健康和体适能的概念及关系[J].中国临床康复,2006(20).

[36]陈明达.实用体质学[M].北京:北京医科大学、中国协和医科大学联合出版社,1993.

[37]学生体质健康标准课题组.学生体质健康标准之研究[M].北京:人民教育出版社,2006.

[38]桂海荣,张雅玲,孙计金,等."体质健康"思辨[J].沈阳体育学院学报,2011,30(6).

[39]常春.健康教育中的行为理论[J].中国健康教育,2005,21(10).

[40]靳雪征.健康信念理论的建立和发展[J].中国健康教育,2007,23(12).

[41]林丹华,方晓义,李晓铭.健康行为改变理论述评[J].心理发展与教育,2005(4).

[42]戴霞,尹洪满,朱琳.大学生体质健康信念量表的编制与初步应用[J].北京体育大学学报,2011,34(12).

[43]谢红光.体质健康信念对体育锻炼行为意向及行为习惯的影响[J].体育学刊,2013,20(4).

[44]何青青,陈丽华.体质健康信念对青少年学生体育锻炼的影响[J].体育科技文献通报,2016,24(4).

[45]王玲.浅谈自我效能理论及其在教育领域中的研究实践[J].安康学院学报,2007,19(5).

[46]李哲,赵宝椿.自我效能感与体育锻炼行为相关研究述评[J].赣南师范学院学报,2013(6).

[47]姚凯.自我效能感研究综述——组织行为学发展的新趋势[J].管理学报,2008,5(3).

[48]李维瑜,刘静,余桂林,等.知信行理论模式在护理工作中的应用现状与展望[J].护理学杂志,2015,30(6).

[49]付道领.初中生体育锻炼行为的影响因素及作用机制研究[D].西南大学,2012:4.

[50]高岩,王先亮.父母支持、同伴友谊质量对青少年运动动机与投入影响[J].天津体育学院学报,2015,30(6).

[51]沈科,魏毅."知、信、行"认知干预对促进警院学员体能锻炼影响的研究[J].通化师范学院学报,2014,35(12).

[52]王先亮,张瑞林,高岩.青少年体育治理化转型及其对策[J].沈阳体育学院学报,2017,36(2).

[53]石振国,孙冰川,田雨普,等.我国五城市居民休闲体育现状的调查分析[J].武汉体育学院学报,2007,41(4).

[54] 郑兵,罗炯,张驰,等.学校、家庭、社区一体化促进青少年阳光体育活动长效机制的模型构建[J].体育学刊,2015,22(2).

[55] 章建成,平杰,任杰,等.中、小学学生体质健康教育模式的构建及干预策略分析[J].体育科学,2012,32(12).

[56] 毛振明.探索成功的体育健康教学[M].北京:北京体育大学出版社,2001.

[57] 余玲,夏君玫,张伟伟.运动干预对弱体质学生群体心理健康和自我效能感的影响[J].武汉体育学院学报,2013,47(8).

[58] 曹仲辉,钱霞,谭彩,等.健康技能在健康知识与健康行为间的中介效应研究[J].中国健康教育,2011,27(6).

[59] 项明强.促进青少年体育锻炼和健康幸福的路径:基于自我决定理论模型构建[J].体育科学,2013,33(8).

[60] 于春艳.青少年运动自我效能量表之初步编制与应用[J].首都体育学院学报,2014,26(3).

[61] 王永兴.基于高校学生体质健康的学校体育健康教育模式[J].当代体育科技,2017,7(7).

[62] 李凌,张瑞林,王俊人,等.消费者购买竞猜型体彩偏好路径的实证分析[J].体育与科学,2016,37(2).

[63] 侯杰泰,温忠麟,成子娟.结构方程模型及其应用[M].北京:教育科学出版社,2004.

[64] 任杰,平杰,舒盛芳,等.青少年体育健康教育模式的构建与干预策略——基于上海地区中、小学生的调查[J].体育科学,2012,32(9).

[65] 赵雪薇,孙迎光.教育概念与教育本质新解[J].上海教育科研,2016,(7).

[66] 曾玉山.基于西方研究者视角的体育教育本质研究[J].吉林体育学院学报,2016,32(4).

[67] 施良方.学习论[M].北京:人民教育出版社,2000.

[68] 朱峰.布鲁纳"发现学习论"对我国教育改革的启示[J].重庆科技学院学报(社会科学版),2008(6).

[69] 张长路.认知心理学视角下的有效教学研究[D].沈阳师范大学,2010.

[70] 陈飞鸿.课堂教学有效性研究与实践[D].扬州大学,2013.

[71] 王金云.认知学习论对当代建构主义的影响[J].河南师范大学学报(哲学社会科学版),2002(1).

［72］宁燕珍,韩艳.人本主义的学习论对我国教育改革的启示[J].中国电力教育,2008(3).

［73］刘晓明,姚玉红.现代学习论的发展与教学主体观的演进[J].宁波大学学报(教育科学版),2000,22(4).

［74］邵桂华.突破重复:超循环视野下的体育教学创造性[J].武汉体育学院学报,2015(1).

［75］钟启泉.课程的逻辑[M].上海:华东师范大学出版社,2008.

［76］吴刚平.知识分类视野下的记中学、做中学与悟中学[J].全球教育展望,2013,42(6).

［77］范敏.指向教学行为转变的知识分类:一种分析框架[J].教育科学,2013(3).

［78］姚玉龙.体育课堂学习任务设计对初中生情景兴趣影响的实验研究[J].体育与科学,2008(5).

［79］张绍礼.体院技术课实施"知识分类与目标导向教学"的构想[J].沈阳体育学院学报,2001(3).

［80］叶世俊,张宏杰,管建民.中学生体育学习动机与坚持性和努力程度的关系研究——成就目标理论多元观视角[J].天津体育学院学报,2013(6).

［81］刘晓明.科学备课:现代学习论与教学设计[M].长春:东北师范大学出版社,2008.

［82］朱纷.从矛盾冲突到正向迁移:学生学科认知结构的建构[J].中国教育学刊,2015(9).

［83］张和平,何素艳,赵岷.认知·结构·体育——在结构主义视域下对体育教育的再探讨[J].北京体育大学学报,2013(8).

［84］邵桂华,王振涛,孙庆祝.竞争与协同:学生体育素质演进的自组织观[J].体育与科学,2004(1).

［85］于佳宾,王宇航.学习主体性对学习成绩影响的心理机制分析[J].中国教育学刊,2012(S1):49-50.

［86］邵桂华.体育教学系统自组织演进形式的研究——基于超循环的审视[J].体育与科学,2007,28(5).

［87］曹雪芹.主体性师生关系的生活建构——存在主义视域下师生关系的思考[J].教育教学论坛,2014(31).

[88]周浩波.教育哲学[M].北京:人民教育出版社,2000.

[89]张学忠,杨小永.体育课程论理论体系构建的基本问题:概念、性质、对象和任务[J].北京体育大学学报,2014,37(3).

[90]顾渊彦,窦秀敏,王敬浩.中日两国体育、健康课程及教师教育的比较[J].体育学刊,2003,10(5).

[91]崔伟.对建立我国体育课程论的思考[J].体育学刊,2004,11(1).

[92]范春.公共卫生学[M].厦门:厦门大学出版社,2009.

[93]张学忠,毛振明,崔颖波,等.体育教学论的概念、性质、对象和任务的研究[J].成都体育学院学报,2005,31(4).

[94]熊川武.论教学论基本问题[J].华东师范大学学报(教育科学版),2010,28(1).

[95]中华人民共和国教育部.教育部关于印发《国家学生体质健康标准(2014年修订)》的通知[EB/OL].(2014-07-07)[2016-11-16].http://www.moe.gov.cn/s78/A17/twys_left/moe_938/moe_792/s3273/201407/t20140708_171692.html.

[96]甄志平.体育与健康教育对中学生体质干预的实验研究[M].北京:北京师范大学出版社,2013.

[97]董汉婴.北京市民体育锻炼参与度研究[D].北京体育大学,2012.

[98]金宗强,姜卫芬,鲍勇,等."阳光体育运动"背景下中学生体育课运动负荷测试分析[J].成都体育学院学报,2014,40(1).

[99]乔玉成.青少年学生锻炼习惯的养成机制及影响因素[J].体育学刊,2011,18(3).

[100]杨桦.深化体育改革推进体育治理体系和治理能力现代化[J].北京体育大学学报,2015,38(1).

[101]张静.国家与社会[M].杭州:浙江人民出版社,1998.

[102][美]詹姆斯·N.罗西瑙.没有政府的治理——世界政治中的秩序与变革[M].张胜军,刘小林,等译.南昌:江西人民出版社,2001.

[103]俞可平.治理与善治[M].北京:社会科学文献出版社,2000.

[104]范叶飞,马卫平.体育治理与体育管理的概念辨析与边界确定[J].武汉体育学院学报,2015,49(7).

[105]褚宏启.教育治理:以共治求善治[J].教育研究,2014,35(10).

[106]陈金芳,万作芳.教育治理体系与治理能力现代化的几点思考[J].教育研究,2016,41(10).

［107］刘亮,王鹤,庞俊鹏,等.全面深化改革背景下我国体育治理结构问题厘析与改革路径研究[J].天津体育学院学报,2015,30(4).

［108］蔡立辉,龚鸣.整体政府:分割模式的一场管理革命[J].学术研究,2010(5).

［109］朱光磊,张志红."职责同构"批判[J].北京大学学报(哲学社会科学版),2005,42(1).

［110］郇昌店,张林.从后果防范到权利赋予:青少年学生体质健康治理转向研究[J].山东体育学院学报,2015,31(4).

［111］布特,白晓蓉,肖文升.我国体育治理方式的转变研究[J].吉林体育学院学报,2015,31(2).

［112］于善旭.迈向体育强国的法治需求与挑战[J].体育学刊,2009,16(8).

［113］涂晓芳,黄莉培.基于整体政府理论的环境治理研究[J].北京航空航天大学学报(社会科学版),2011,24(4).

［114］胡科,虞重干.政府购买体育服务的个案考察与思考——以长沙市政府购买游泳服务为个案[J].武汉体育学院学报,2012,46(1).

［115］陈文娇.我国体育公共服务的供给模式研究——基于北京、上海、广州的实践[D].北京体育大学,2013.

［116］马玉华,王莉,林俐.政府转型背景下我国公共体育服务协同供给研究——基于整体政府理论的视角[J].山东体育学院学报,2014,30(5).

［117］Berge J M, MacLehose R F, Meyer C, et al. He Said, She Said: Examining Parental Concordance on Home Environment Factors and Adolescent Health Behaviors and Weight Status[J]. Journal of the Academy of Nutrition and Dietetics, 2016, 116(1).

［118］Hunt J. Creating a Sporting Habit for Life: A New Youth Sport Strategy[J]. Department for Culture Media and Sport, 2012, (1).

［119］Reddick C G. Citizen Interaction with E-government: From the Streets to Servers[J]. Government Information Quarterly, 2005, 22(1).

［120］Pollit C. Joined-up Government: A Survey[J]. Diabetes and Vascular Disease Research, 2003, (1).

［121］Thoma J E, Chalip L. Sport Governance in the Global Community[M]. Morgantown:FiT Publishing, 1996.

［122］Lamberts K, Shanks D. Knowledge, Concepts and Categories[M].Cambridge, Mass : The MIT Press, 1997.

[123] Cross M D, Ervin S M, Anderson J A, et al. Constraints: Knowledge Repre - sentation in Design[J]. Design Studies, 1988, 9(3).

[124] Meinck F, Cluver L D, Orkin F M, et al. Pathways from Family Disadvantage via Abusive Parenting and Caregiver Mental Health to Adolescent Health Risks in South Africa[J]. Journal of Adolescent Health, 2017, 60(1).

[125] Hale D R, Bevilacqua L, Viner R M. Adolescent Health and Adult Education and Employment: A Systematic Review[J]. Pediatrics, 2015, 136(1).

[126] Ferro M A. Mediated Moderation of the Relation Between Maternal and Ado - lescent Depressive Symptoms: Role of Adolescent Physical Health[J]. Social Psychiatry and Psychiatric Epidemiology, 2015, 50(11).

[127] Demetriou Y, Gillison F, Mckenzie T L. After-school Physical Activity In - terventions on Child and Adolescent Physical Activity and Health: A Review of Reviews [J]. Advances in Physical Education, 2017, 7(2).

[128] Suzan F Ayers, Ray D Martinez. Implementing Physical Best in Higher Edu - cation Courses[J]. Journal of Physical Education, Recreation and Dance, 2007, 78(7).

[129] Bhatnagar V, Mahajani K. Physical Fitness and Health Status of Adolescent Girls in Relation to Socio - economic Background[J]. International Journal of Physical Education, 2014, 7(1).

[130] Pierre C. The Sport Supply in France: From Centralization to Segmentation [J]. Sociolody of Sport Journal, 1995, 12(2).

[131] Mechanic D. Social Policy, Technology, and the Rationing of Health Care[J]. Medical Care Review, 1989, 46(6).

[132] Rosenstock I M, Strecher V J, Becker M H. The Health Belief Model and HIV Risk Behavior Change [M]. New York: Springer, 1994.

[133] Sas - Nowosielski K, Grabara M, Hadzik A. Health Belief Model Variables as Predictors of Light, Moderate and Vigorous Physical Activity Among Young Adults[J]. New Educational Review, 2013, 32(2).

[134] Wood R E, Bandura A, Trevor B. Mechanisms Governing Organizational Performance in Comlex Decision - making Environments[J]. Organizational Behavior and Human Decision Processes, 1990, 46(2).

[135] Rosenstock I M. The Health Belief Model and Preventive Health Behavior[J]. Health Education Monographs, 1974, 2(4).

［136］Bandura A.Self-efficacy：Toward a Unifying Theory of Behavioral Change［J］. Psychological Review,1977,84(2).

［137］Godin G,Shephard R J.A Simple Method to Assess Exercise Behavior in the Community［J］.Canadian Journal of Applied Sport Sciences,1985,10(3).

［138］Wurz A, Brunet J. The Effects of Physical Activity on Health and Quality of Life in Adolescent Cancer Survivors：A Systematic Review［J］. JMIR Cancer, 2016, 2 (1).

［139］Kim S H. Analyzing Longitudinal Effect of Physical Education Activity on Adolescent Self-Rated Health Evaluation Changes Using Hierarchical Linear and Nonlin - ear Models［J］. 2016, 27(4).

［140］Malinauskas R, Malinauskaiene V. Self - reported Physical Inactivity and Health Complaints：A Cross - Sectional Study of Lithuanian Adolescent Schoolgirls［J］. Cadernos de Sa ú de P ú blica, 2015, 31(5).

［141］Keane P,Conklin R. Scaling up from Rural：Child Health Initiative for Life - long Eating and Exercise (CHILE) Plus Nutrition and Physical Activity Education Pro - gram in New Mexico Early Care and Education Settings［J］.Journal of the Academy of Nutrition and Dietetics,2017,117(9).

［142］Erratum to "Children's Expectancy Beliefs and Subjective Task Values Through Two Years of School-based Program and Associated Links to Physical Education Enjoyment and Physical Activity"［J Sport Health Sci 5 (2016) 500–508］［J］. Journal of Sport and Health Science,2017,6(2).

［143］Seung - Lyul Oh, Hee - jae Kim, Shinae Woo, et al. Effects of an Integrated Health Education and Elastic Band Resistance Training Program on Physical Function and Muscle Strength in Community-dwelling Elderly Women：Healthy Aging and Happy Aging II Study［J］. Geriatrics and Gerontology International,2017,17(5).

［144］Adam J, Nancy W, Laura C, et al. Effect of Physical Activity versus Health Education on Physical Function, Grip Strength and Mobility［J］. Journal of the American Geriatrics Society,2017,65(7).

［145］Cronj é FJ,Sommers L S,Faulkner J K,et al. Effect of a Faith-based Edu - cation Program on Self-assessed Physical, Mental and Spiritual (Religious) Health Pa - rameters［J］. Journal of Religion and Health,2017,56(1).

［146］Herge W M, La Greca A M, Chan S F. Adolescent Peer Victimization and Physical Health Problems［J］. Journal of Pediatric Psychology, 2016, 41(1).

[147] Zajacova A, Walsemann K M, Dowd J B. The Long Arm of Adolescent Health Among Men and Women: Does Attained Status Explain Its Association with Mid-Adulthood Health? [J]. Population Research and Policy Review, 2015, 34(1).

[148] Salam R A, Das J K, Lassi Z S, et al. Adolescent Health Interventions: Conclusions, Evidence Gaps, and Research Priorities[J]. Journal of Adolescent Health, 2016, 59(4).

[149] World Health Organization. New Horizons in Health [M].Geneva, 1995.

[150] Lu K D, Manoukian K, Radom-Aizik S, et al. Obesity, Asthma, and Exercise in Child and Adolescent Health[J]. Pediatric Exercise Science, 2015, 28(2).